致力于中国人的教育改革和文化重建

立 品 图 书·自觉·觉他
www.tobebooks.net

出 品

天真的奥秘

《黄帝内经》实修入门

行益 讲述

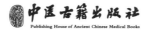

中医古籍出版社
Publishing House of Ancient Chinese Medical Books

图书在版编目（CIP）数据

天真的奥秘 / 行益讲述 . -- 北京：中医古籍出版社，2019.6

ISBN 978-7-5152-1893-9

Ⅰ . ①天… Ⅱ . ①行… Ⅲ . ①《内经》－养生（中医）

Ⅳ . ① R221

中国版本图书馆 CIP 数据核字（2019）第 087187 号

天真的奥秘

行益 讲述

责任编辑	孙志波	
出版发行	中医古籍出版社	
社 址	北京东直门内南小街 16 号（100700）	
经 销	全国各地新华书店	
印 刷	北京彩虹伟业印刷有限公司	
开 本	787mm×1092mm 1/16	
印 张	12.5	
字 数	119 千	
版 次	2019 年 6 月第 1 版 2019 年 6 月第 1 次印刷	
书 号	ISBN 978-7-5152-1893-9	
定 价	68.00 元	

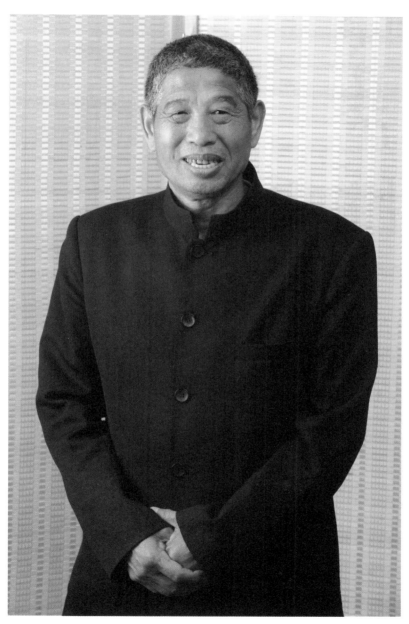

行益老师　冯刚老师摄

內景圖

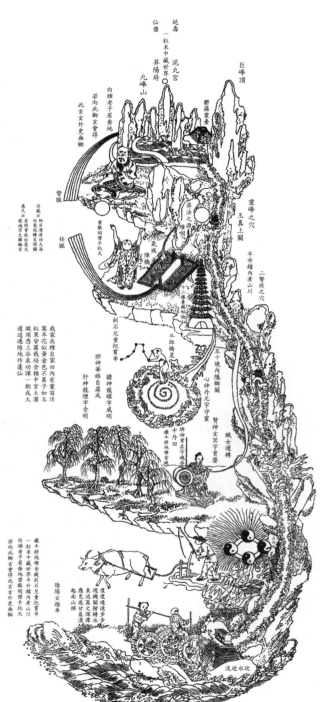

目 录

心灵魂是自救那部分，主要在第一章《上古天真论》。黄帝请教岐伯关于人的生死问题，比如从生到死，为什么？怎样生，怎样死？全部围绕这类话题。

上古的人特别重视觉性，因为他精神内守，他的觉性就特别灵敏，随时能感到虚邪贼风，所以他就会有相应的避之有时。中国古时叫神州大地，老祖宗在很早以前就会由人变为神。而现在人呢，倾向于外在的追求，把生命提升的方法都丢失了，只留下了动物性的本能。

第二部分　《内经图》提供的方法

中华民族有一句非常伟大的豪言壮语，可以说世界任何一个民族都没有这样的豪言壮语，那就是"我命由我不由天"。那么这句话来源于哪里呢？来源于我们生命的体验，用生命去体验天人合一。

第一部分 《黄帝内经·上古天真论》提出的命题

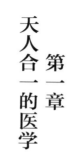

第一章

天人合一的医学

过去的中医，首先自己先要进入天人合一的训练。这种训练过去叫作修炼，现在叫作生命科学。中医是灵性医学，它是始终保持着天人合一的灵性状态去诊疗的。脱离了这个天人合一的灵性状态，那你就很难"中"了。

中医是天人合一的医学，但为什么现在的中医达不到天人合一呢？

古代有好多医生，都能用出奇制胜的方法来治疗，因为他的思想是建立在天人合一这个基础上的。而现在的医生、现代的学者只停留在医术上。医术就是具体到哪一方、哪一剂，他们的思维空间变得狭隘了，所以达不到理想的疗效。这就是说，虽然这些人也是中医，但已偏离了中医的初衷、中医的灵魂。

过去的中医，首先自己先要进入天人合一的训练。这种训练过去叫作修炼，现在叫作生命科学，老百姓叫作养生。所以，作为医生，他首先体验了天人合一。人与天的关系，人与环境的关系，人与其他人的关系，人的内在与外在的关系，他都亲身体验到了。他是视觉、听觉、感觉等全方位的体证，而不是一个头脑的抽象的理解。他真正是用自己生命的灵性体验了天人合一。他对生命的本质理解得比较透彻。他对自己的生命有了很深刻的感悟，才有了对别人生命的处理方法，而且是最恰当的处理方法，所以古人把这个叫做手到病除。

能做到手到病除，这是因为他们是体验过来的人，就看得很准。因此，就一味药，甚至一双手、一根针，任何一种方法，他都能用很简单的方法解决很复杂的问题。

我曾经和一个科学家聊天。我向他提出一个问题，什么叫科学？

他给我描述了一大堆的科学理念。我最后给他说我对科学有个认识，真正的科学就是，用最简单的方法解决最复杂的问题。不是你搞一大堆的理论，把大家都搞得迷迷糊糊，那就叫作科学，我认为那叫作科学迷信。

现在一大群人啊，就从封建迷信的怪圈，走进了科学迷信的怪圈。他们认为很多搞得很复杂的理论就很科学。实际上，科学是最切实的，我认为，能用简单的方法解决最复杂的问题，就是科学。

我们中医有好多非常简单、科学的方法，能把事情解决了，而现代人陷入一种新的迷信。迷信做手术，把小病治成大病。有了小病，就不得了，如临大敌，就搞成一个大病了，越搞越复杂。大家还认为这就叫作科学。所以，人们常常被那种迷信的科学把生命毁掉了。把生命毁掉了，这就成为一种科学的悲哀。这就是我对现代中医和西医的认识。

西医有它的长处，但是不能对它的副作用也完全迷信。把副作用也迷信成科学，那就错了。中医有中医的长处，好多人现在是认识不了中医的长处是建立在天人合一的基础上。现在，好多中医师没有体验过天人合一。大学里就没有这么一门课程，也没有能教这门课程的老师，就只剩下了这么一个名词。我们祖先留下的这个名词还在，而体验者寥寥无几啊。

如果你体验了天人合一，再去做中医，再去学医术，那就是医道了，那就是真正的道医。合道的医生，就是天人合一的医生。

中医一般讲望、闻、问、切，但大家现在概念上熟悉的这些中医，就是切脉，就是开方。望、闻、问，比较少见。

望、闻、问、切，是中医诊断里的纲领和手段。所以过去人啊，就叫看病。现在人呢，就叫检查病。过去人叫"看病"，医生第一个是会看的。望而知之，谓之神啊。真正能天人合一，有这个感悟的医生，就可以做到望而知之。

闻，就是听啊，听你的声音，甚至没见过你的人，就能知道你的身体状况。再加上一个"望"。这个望，不是用眼睛望。你以为是用眼睛望，那太小气了！他是用心望。用心望，他就把人给望透了。不光望了你的身体，而且望了你的心灵世界。

望而知之，谓之神。他用他的神和你的神碰撞。我们人是有灵性的物种。所以，神与神的碰撞，哪还有什么秘密呢？他把你一切秘密都了如指掌。他就可以做到对症下药，下得就很准。

因此，相对于望和闻，问和切已经是下等的了。那是望不出来、闻不出来的事情。现在呢，只留下切了，而且切都很难切准了，他不知道切的方法。切是进入一种状态的切。医生进入一种超常的心灵状态，捕捉一种心灵的信息的方法。借助那种脉搏的感应，捕捉你的生命状态的方法，不只是靠那几个指头来感觉的。

切脉的切，其实是心灵与心灵的碰撞，生命与生命的交合。它是一种生命的感悟状态，不只是三个指头在起作用。三个指头，只是个媒介而已。而好多人，老是在那个脉象上下功夫。太可惜了，中医的灵魂不是那个。最高级的切，是触摸的同时有呈象的能力。

中医是灵性医学，中医师是始终保持着天人合一的灵性状态去诊疗的。脱离了这个天人合一的灵性状态，那你就很难"中"了。"中"，就是刚刚好，你脱离了天人合一的状态，你很难刚刚好。用你的思想去判断，是偏差很大的。只有进入天人合一的状态，你才能做到刚刚好，才能真正做到了"中"。

第二章

什么是精、气（氣）、神

精、气（氣）、神，分别是三个生命的软实力，中医上讲的后天之气（氣）就是精的范畴。后天之精主要从哪里来呢？是吃的五谷杂粮等各种食物。我们的食物里面包含了天地之气（炁）。首先要认识我们食物里包含的这个精，这个精又是从天地之间产生的。

精、气（氣）、神用我们现在的语言来讲，就是生命的软实力。我们这个身体靠什么来指挥呢？靠什么使它的功能发挥作用呢？身体里面有一个看不见的东西在支撑，那就是精、气（氣）、神。精、气（氣）、神，分别是三个生命的软实力。综合称为精、气（氣）、神，其实各有它的不同用处和不同功能。

首先我们讲"精"。我们成长过程中的这个"精"，指的是我们的生命能量。广泛地讲，就是生命能量。我们经常讲的后天之气（氣），中医上讲的后天之气（氣）就是精的范畴。精不是光讲了我们人和人的生育之精。生育之精是后天之精的精华中的精华。

我们的后天之精主要从哪里来的呢？是吃的五谷杂粮等各种食物。我们的食物里面包含了天地之气（炁）。这样讲起来话很长。首先要认识我们食物里包含的这个精。这个精又是从天地之间产生的。这是一个很长的话题。比如说，一粒种子种到地里，它通过土壤的孕育，长出苗子来。我们中国文化认为天属阳，地属阴。那么地球属阴，但是阴中有阳。把这个种子种到地里以后啊，通过阴中包含的阳，把这个种子激活了，种子会发育。

种子首先发育长出来的是什么呢？不知道你们有这个经验没

有？种子首先发芽，第一个发出来的是根，还是叶，你们注意过没有？首先发育出来的是根。那个根啊，就和我们肺上的支气管一模一样。四扭八叉跟地球结合在一起。它更深入、更广泛地吸收地气（炁）。把它的能量奉献给地球，又吸收地球的能量来跟它碰撞。碰撞以后，它第二次生长才长出两片叶子。两片叶子就这么长出来的啊。

叶子就这样出来了，一个芽子出来了。所以那个杆上，它都是空心的。我们都吃过豆芽菜，你看豆芽菜那个杆，都是一包水，它是空的。那个叶子，绵绵的，每一片叶子长出来都很娇嫩。娇嫩的叶子上有密密细细的孔。

首先是这个根系吸收了地气，然后通过枝干、茎传导到叶子上。那么多茎，主茎、侧茎，把叶片融合在一起。那个软绵绵的叶子上全是毛孔，像我们皮肤一样，叶子通过它来天人合一。它把地球的能量——中国文化叫地球的阴气——吸收上来，通过管道输送到叶子上，布满了叶片，再通过叶片上的毛孔进行挥发。挥发了以后，跟天气在空中进行碰撞，好像发生化学反应一样。这个地气和天气碰撞以后，那个气体已经发生变化了。既不是它原来输送上来的那个气体成分，又不是纯天上空间的那个成分。一碰撞，这个气体发生了变化。到中午 12 点，我们中国人叫午时以后，它重新吸收了回来。你以为阴阳二气碰撞了，把气放出去就散发了？不会的，它自动会吸收回来。通过叶片的毛孔吸收回来，从这个侧茎到主茎，再输送到主干上，再输送到地下去，跟地球进行阴阳二气的再次碰撞。午后和子夜以前进行碰撞。晚上的子时就是 11 点到凌晨 1 点。这个时候气又恢复到这个杆上。地气（炁）又送上来，又通过毛孔散发出去。有一次的碰撞，就有一次的物质变化。一次一次又一次，它采回来的气，浓度是不一样的，就这样周而复始。

植物很辛苦啊，它的身体是天地交换的通道。植物用自己的身体进行天地能量的交换和碰撞、加工提炼。久而久之，你看叶子怎么长上来的？像我们走路一样，你看一步一步一步长上去了。你看树啊，植物啊，都这么长上去了。为什么这样长上去了，有一种能量的推动。这种能量来源于自身的本能的那一点力量，以及天地结合的三个力量的综合力量，推动着它不断地生长。它里面能量的品质，不断地提纯，不断地碰撞。浓度最发生巨变的时候，就是开花的时候。

我们人人都喜欢花啊。花会放出芳香的味道来，那个芳香的味道是什么呢？是天地能量通过植物辛苦地、周而复始地加工、运转，浓度非常高的时候，才产生出那种香味啊。提炼到最高状态，这次开花向这个空间做最后一次释放。那么释放以后，再采收回来，再在叶片和根系里面碰撞加工。花谢了以后，植物的第二生命就产生了，种子、果实就出现了。

花开以后出来的是果实。果实刚出现的时候是怎样的？小麦粒、稻谷，你看它刚长成，你掐开看它里面是一包水啊，那个水又不是简单的水，准确一点应称为液体。那个液体和水的质量是不一样的，它的密度非常大。它黏黏的，里面孕育着另一个生命啊。那些忙个不停的叶子还没有老化。叶子还在不断采收阳光和地气（炁）。根系和叶片间能量的碰撞，不断地夯实植物的新生命，最终夯实的种子成了颗粒，硬化了，我们就认为庄稼成熟了。

于是，叶子发黄了，意味着完成了它的使命——呼吸使命，因为植物的第二代生命产生了。曾经的那一粒种子，产生了今天的一串种子。人把这个粮食采收回来，还那么细致地加工。你看植物用了多少辛苦转化呀，人吃得还那么挑剔。还要多次加工，加上调料，最后把它加工成我们的食物，才吃到肚子里。

所以，我们吃的粮食，用中国道家的理论来讲，都是植物结的丹啊！那个丹里面是什么呢？那个丹里面是天地能量，密度非常大的能量。丹负载着能量体，由气化、液化，变为质化。人吃了以后呢？我们的生命体跟植物一样的，也是要通过三化的。

吃的物质到体内就发生质化，变为气化。怎么气化呢？通过胃。我们吃什么好吃、不好吃，都是舌头的挑剔，过了舌头到喉咙，味道一模一样啊。吃得越好，到胃里越臭。我们没吃臭东西，到胃里一发酵，就臭。

到了胃里面，我们只能闻到的是臭味。我们解剖其他动物的胃，你闻闻，它也没吃什么臭东西，为什么很臭呢？这个副产品就是臭的，糟粕是臭的。食物发酵以后，我们的身体真正需要的是气体，不是需要那个物质。这个物质里涵盖着天地之气（炁）。所谓的营养就是物质里涵盖的那个气体。发酵以后的那个气体里面又有糟粕的气体，就是臭的。我们需要的是清气（氣），清气（氣）你闻不到啊，清淡得很。非常清淡，比花还清淡。花还有香味，它连香味都没有，清到那个程度。

谁来吸收？我们的脾脏，可以说脾吸收的是免检产品。胃里只负责发酵，胃里发酵以后，脾脏把第一道清气（氣）吸收了。

脾脏吸收清气（氣）以后，把它送给肺。肺主气（氣），因为清气（氣）是气态啊。脾脏那里没有库房，不储藏这个，它就要送给肺。那个肺啊，就像丞相一样。心为君，肺为臣，肺跟心脏处在同一个平台上。

首先，肺协助心脏工作。其次，肺还要管理整个人体，国家吃喝拉撒，什么都管。所以肺的权力在人体上非常大。肺要把脾胃采集的清气（氣）怎么办呢？就好像交给了国家财政一样。过去心为君，就是皇帝。肺为臣，肺就是丞相。国家财政统一收上来，都交给丞相了。丞相把这个国家财政啊，又要分配下去，成了我们身体的生命动力，就是来之于民，用之于民。

国家财政分配下去，有两个用途，中医上把它叫营气（氣）和卫气（氣）。

我们经常听到，中医大夫一把脉，说营卫失调。营气（氣）不足，那是什么意思呢？外行人听不懂。这个讲起来似乎很神秘。其实，这个营卫二气（氣）啊，就是从食物里面脾脏采收以后交给肺。肺要把它分为两种用途。一是，推动血液循环，走脉内，就是动脉之内。推动着血液的循环，这个产生的气压就叫做营气（氣）。所以营气（氣）很相似于现在的市场经济，搞市场经营。而它要经营血脉，血在脉里面运行，就叫作营气（氣）。

另一部分叫作卫气（氣），是保卫的卫。你看古人表达多形象。保卫的卫，相当于西医讲的免疫力。免疫力最基本的因素就是这种卫气（氣），而不是那些器官。免疫系统的那些器官，用到的主要原材料就是这个卫气（氣）。

那么，卫气（氣）和营气（氣）的区别是什么呢？人体的营卫二气（氣），很像国家经济系统和军事系统一样。卫气（氣）一直占领着我们人体的生理空间，如脏腑与脏腑之间、皮与肌肉之间、骨骼与肌肉之间、细胞与细胞之间。所有的空间，都是卫气（氣）占领。如果这个卫气（氣）不足，不能充分地占有你的生理空间，你的抵抗力就弱。

卫气（氣）不光占领了我们内在的生理空间，还占领我们外在的生理空间。好像一个国家的国防军队一样，我们手伸出去这么远，都属于个体的卫气（氣）要占领你体外的空间。你的领地，不光有领土，而且有领空。你如果你身外的卫气（氣）很浓，疾病就传染不到你身上来。如果你的卫气（氣）薄弱，病邪直接从你毛孔就乘虚而入了。

这就是我们所谓的后天之精气（氣）啊。后天精气（氣）除了补充营卫二气（氣）以外，再多余的就变成脂肪啦。脂肪就把它堆积起来、储存起来。储存起来，这些脂肪里面多余的气（氣）用不完，这都叫作后天之精。后天的精，它用的时候就化为气（氣）了，不用了，它还化为物质，成了脂肪了。这就是精的来源。另一部分就成了生育之精，为了繁衍下一代的精。所以精的范畴大概一个大框架，就属于人体的这些东西。

先天之精是什么呢？先天之精是我们人投胎的时候带来的。我们现在来讲，从空气里，古人讲从天上来的那一点灵光投胎的。那一点灵光投胎，我们的一个生命的成功，过去叫三魂七魄，用现在的语言来讲，人是由三相电组成的。有父精母血，还要从空中来了一个精气（炁）的能量。那个能量表现就是一点灵光的注入，才能成为一个人啊。

这三个的巧合才能成孕，才能怀胎啊。三个巧合不了，你看许多女人和男人性生活多得很，不一定每次都能怀胎。恰好就在那一次怀胎，那一次有缘的投入了，才能建构成为一个人的生命，才在里面形成一个婴儿的种子，才能怀胎。

这就是先天之精和后天之精的不同。那个先天之精是光的状态。所以我们经常讲啊，什么能够补到先天？我的感悟是，物质无法配补到先天，因为它的成分是不一样的。但是后天之精动起来也是气的状态、气的感觉。先天之精很少动起来。我们中国人讲下丹田，先天之精，投胎以后，最后人体建构成了，以后那先天投胎的一点灵光，就储存在我们称之为下丹田的地方，是以气态存在的。但是说实话，以我的经验，它是光态。你解剖拉开肚子，什么也看不到啊。但是它确实存在，你用生命去看生命的时候，你就能发现它。现在科学还达不到那个程度。用生命去看生命的时候，你才能看到先天一点灵光气那个是先天的。

从这个问题就引出先天之气（炁）——元气（炁）、真气（炁）。中国人把它叫真气（炁）、元气（炁），印度人把它叫作灵蛇、拙火，它属于先天。先天之气（炁）很少动起来。只有我们会修炼的人，给它补足了，先天之气（炁）才会动起来。那怎样才能把后天之精气（氣）配补到先天？

物质是无法配补先天的。我们中国有一套经络理论，我的认识是，经络理论是我们这个生命体的第二套能量加工系统。不要简单地认为它可以治病。经络通，你就没有病，你的痛就是不通。不要简单地认为，经络没有什么大不了，就是那么回事。

要知道，修炼的人为什么都要打通经脉？他们就是把后天之精气（氣）用呼吸，配合各种意识，把它折腾到经脉里面去，在经脉里进行二次摩擦。你想想后天之精气（氣）啊，来源于粮食，本质是天地之精华，在天地之间加工了那么无数次，成为了物质。粮食再在我们人体内，通过气化、液化、质化以后变成后天的精气（氣）。这里多余的，还想要变成先天之气（炁），必须在经脉里头把这么精细的后天之气（氣），进行人体经脉的二次摩擦，才能提炼成光的状态，才能配补到下丹田那个先天真元之气。

将后天之精气（氣）变成光，这样才能配补先天，才能真正改变一个人的健康与寿命。这是一个人的生命升华。从古到今，中华民族生命智慧的提炼，这是中华民族古老的生命科学，现在科学都无法违背的。你想将外来的各种物质补到先天，现在科学手段远远做不到，它还差得很远。或许，现代科学有一天会达到这个成效，能将人体内的物质补成光的状态、灵光的状态。

我们通常说那个某人灵光不灵光。神光、佛光，为什么都要说光呢？他们的光饱满以后，不仅够自己用了，还可以用到体外。那是多么高级的生命能量啊。如此纯洁的生命能量，没有任何瑕疵的生命能量，那才是真正的灵丹妙药。这是精的范围。

我们现在只能粗浅、大概地谈谈，整个后天之精和先天之精的理论。这是中国古老的生命科学。现在的生命科学还没有这一套完整的手段，还差得很远啊。

前面谈到先天之精和先天之气（炁），那么，元精和元气（炁）有没有差别呢？

元精和元气（炁）还是有差别的，它的质量有差别。要生出我们的后天之精，不仅有了生出我们的生育之精，不仅有了后天的参与，还有先天的元气（炁）的参与，才能变成元阴、元阳，这个才能生育孩子。你的后天不足、你的先天不足，都难生育啊。

很多生育问题，就出在先天不足，或者后天不足。父母的先天不足，或者后天不足，就很难生孩子，就很难怀胎，所以要调整身体啊。好多人不知道从哪里调整身体，最彻底的方法是解决元阴和元阳的精气（炁）问题。所以我告诉过好多不生育的人，夫妻俩都站桩，可以改变他们的体质，改变他们的元阴和元阳的成分。

有人去化验啊，她治疗了好几年都不能怀孕，结果站半年、几个月的桩，怀孕了。这就是因为元阴和元阳与生育之精有很亲密的关系。讲到这里，我还要补充前面讲"精、气（炁）、神"时没讲完的那个问题。

第三章

人体内的气化和光化

人体的五脏六腑，整个说是一套自动化气化加工厂。中医就是把卡住的、不能自动化的地方，恢复它的自动化功能。而修炼的人多了一道工序，就是在经脉这个看不见的微系统里把后天能量——气（氣）进行光化。

前面主要讲了"精"，精的产生过程与孕化过程。我们人体的五脏六腑在体内究竟在干什么啊？我曾经问一个大学生物学系的主任，人是一个大生物，请问人体的五脏六腑在里面干什么？

这位生物学系的主任带他夫人，来找我看颈椎病。我给他夫人治颈椎病的时候，他往旁边我的椅子上一坐，说他根本不信中医。我心想，那我就是搞中医的嘛，你带夫人来看颈椎病，又说不信中医，这不很矛盾吗，不是直接打我的脸吗？

我就很客气地问他，你是中国人，为什么不相信中医呢？我虽然只是很客气的一句问话，那其实很严厉了。说刻薄一点，就是骂人的话。说文明一点，你以为我是给个问题，实质上我就是说你是一个不够格的中国人啊。你对中国的中医都不理解啊，是一个不够格的中国人。现在这样的人太多了，我们够格做个中国人吗？我们理解自己的文化吗？

我接着就直接根据他的职业，给他提出上面那个问题。他支支吾吾，很久不能给我一个明确的答案。他自己都不相信自己。最后我看他很难为情，我说我告诉你，五脏六腑在里面干什么。

我说人体是一套全自动化的气化加工厂，它在里面时时刻刻做气化工作，生命的气化工作。他听了后，又像听清，又像没听清。我说你为什么不相信中医呢？他说某某医药大学一个教授啊，到他们系里面来给他们讲过一次中医课，大家都被讲得瞌睡了，听不懂，很玄。我说那是那个老师的讲课水平问题，不是中医本身的问题。我说我免费给你讲一段中医课。我一边给你夫人治病，一边免费给你讲一段中医课。我就自问自答地给他讲。

人体的五脏六腑，整个说是一套气化加工厂。我们生病，为什么叫生病呢？就是不能自动气化加工了。系统出了障碍，就叫作病，卡住了。中医就是把卡住的、不能自动化的地方，恢复它的自动化功能。用它原有的机器转速进入那个正常转速状态，和其他机器协调工作。用现代语言来讲，这叫作保守疗法。所以中医主要是保守疗法，它的特点就是不损坏你的机器的原本结构。保持你机器的原本结构，让它正常运转。那西医一看病，首先考虑到你这零件要换不要换。所以西医成了一个惯性了，一进医院首先就思考着零件需要换不需要换。这种惯性的思维，再加上商业利益，不必换的零件，他都劝你换啊。所以有好多人，迷信做手术先进得很啊。先进不先进呢？特别的先进，把人的零件都换了。好多人是不需要换的啊，完全可以把原件稍微调整一下就可正常工作。但是进了西医院，成了一种思维惯性了，一进去就劝你换零件，结果一换，机器就不配套了。你命不能长，反倒短。多少人进入一个迷信的圈子，这是一种科学迷信的怪圈啊。你若遇到一个负责任的医生，他告诉你去找中医保守治疗。你若遇到一个注重商业利益的医生，不必换的，都劝你换，说很多你害怕的话吓唬你。人都自私啊，人都想活，不想死，所以人都希望换，认为换了零件，病才能好，才能保命，可悲啊。

上面有点扯得太远，我们回到这个"精、气（氣）、神"的话题上。

人体主要是一个气化系统。气化、液化、质化。气，通过升降。中医上的治疗，讲了四个核心问题：升、降、出、入。

升降出入，真正对准的物质条件就是气（氣）——气（氣）的升降出入。中医看病，他心里没有"病"这个概念，他只看你的气化功能。升不上来啊，还是降不下去，不能出去，还是不能进来？很简单、很实在的思维模式，就是一个气（氣）的升降出入。所以，中医大夫看癌症和看感冒是一样的。一样的对待方式，就解决你的升降出入问题。解决了气（氣）的升降出入，那个癌细胞就转化了，就变了。气化的功能一改变，气场一变，物质就自动转化。所以好多疑难杂症，迎刃而解，中医可以得心应手地解决问题。

所以，我们人体内就这三化——气化、液化、质化。首先，物质进入体内，我们吃了食物，要把它化成气（氣）。我们采收了各种元素，都是转化为气（氣）的状态，我们的祖先早就说了。他把这些采收的元素，统统称之为气（氣）。现代科学把它分得很细很细，取了各种元素的名字，中医只称为气（氣）。

气（氣）会加工出各种元素来，气（氣）是最原始、最根本的元素，是那么多元素的妈妈，是产生元素的最基本的"物质"。

人体就活了这三种化。你若想养生，想长寿，我们的祖先早早地都说出了天人合一。怎么天人合一呢？现在叫做养生、生命科学，古人把它叫修炼。他就再加了一道工序，用我们的肉体把气化、液化、质化完成以后，多余的后天能量转化到经脉里，进行二次加工摩擦，进行光化。加了一个光化的工序，这就叫作修炼。修炼炼什么？就是在经脉这个看不见的微系统里，把后天能量——气（氣）进行光化。气（氣）是看不见的，那个系统也看不见。但这个系统是很配套的，所以很有意思啊。光化以后，就能补到元气了。

光是什么？光就是神啊，神就是光。不要把神看得那么玄。光化，就是用这个生命的本体把能量转化。在气化、液化、质化完成以后，再进行一次光化。生命之光就是神，神就是生命之光。除此以外，没有神秘的东西了。有了这个神，有了这个光，人就聪明了。它叫作智慧，老百姓把它叫作聪明。总之，懂得光化的人，就跟普通人不一样，头脑反应不一样。人们就说那个人灵光。灵光就指的是这个光。作为普通人，我们老百姓习惯说到哪里沾了谁的光。沾什么光？沾人家给了你一样东西，占了两毛钱的便宜，叫沾了光。那个微不足道啊，不叫沾光。真正的沾光是沾生命之光，会改变你的命运。跟他坐一会儿，聊一会儿天，跟他见一面，改变了你的命运，改变了你生命的物质，改变了你最基本的物质结构，这就叫沾光，这就叫加持。这就是精、气（氣）、神。

刚才讲到的，这就是神的范畴。这就是精、气（氣）、神，整个科学的步骤演变过程。

关于"神"，我不想更深入地谈这个问题，只能简单地谈一下。因为这个问题很容易会与宗教联系起来，那就超越中医了。

神就是光，光就是神。所谓的加持力，就是靠这个物质加持的。你以为那个手摸摸你的脑袋就加持了，他没有这个东西啊，摸摸你的脑袋，起不了多大作用。如果他有了这个东西，那真加持，会改变你的生命结构。这个就是神啊。神就是生命最基本的物质的碰撞。他这个生命基本物质和你那个生命原本的基本物质碰撞，他的强，你的弱，你的跟他的一碰撞，就提升了生命的品质。这个品质不是肌肉、结构等这些物质的结构品质。我们用现代语言来说，叫生命的软实力的结构品质。所以啊，人的生命最根本的那个物质结构提升了。

如果要讲生命循环的话，他的生命循环和你的生命循环结构整个变了。所以讲到生命循环，现代人呢，很奇怪的。你看，生命体是循环的，所有动物包括人，其食物链统统是循环的。

我们吃的粮食收一茬栽一茬，蔬菜收一茬，栽一茬。吃的大肉，它也是循的生命。它基本的这个物质结构啊，它赖以生存的粮食，它的食物结构，统统是循环的。石油、煤也是能量，它不能循环，所以它叫无机能量。前面叫有机能量，有生命的生机。石油、煤，没生命的生机。所以机器吃的，都是不循环的，人吃的一定是循环的啊。人如果吃了不循环的，那副作用不堪设想。这是有机和无机的差别。

经络和穴位，我们祖先是怎么发现的呢？

原本经络、穴位人人存在，我们普通人活着，它这个结构就是原始结构，永远没有用过。经络、穴位里面也流动能量，那是自动化的，生来就自动化运行。

我们将这个精、气（氣）、神主动加工和转化过程叫作修炼，因此，修炼的人，相对于普通人，有了另一套活法。他的生命方法多了一种，那就是生命的再加工。他开启了生命的另一个系统，那么，会修炼的人，现在称为提升生命品质的人，用我们一套古老的生命科学的方法，在后天之精加工过程中，就出现了一个光的加工。他通过修炼过程，就产生了光。他才有了内视的能力。产生了光，他才有内视能力。我们总讲内观、内视，你没有光，你怎么内视、内观，你只是叫内觉。你初级阶段只是内觉，是向内观看的感觉，不能叫真正的内观。如果你有了光，才确实可以内视、内观。

"观"是"又见"啊，观不是这两个眼睛见的。观是用心灵的眼睛，用生命本体内的眼睛、另一套眼睛看见的。看见自己身体内部，它所谓走的那个能量，有一定的规律运行，顺着一条线路走。那一条线路就叫作经络。它的链接状态，最后细细地观察，就成了我们通常说的那个经络。观出了某一个脏腑的经络，就这样。

那个穴位是怎么发现呢？我第一次看见穴位都吓一跳。第一次在打坐中看到了，突然没有思想，也没有观想，什么都没有。在内视的过程中，那时候先是内觉，突然看到了。哟，神奇！到处都是满天的星星。就像天上的星星一样，到处都布满了。我还回忆，咦，难怪古人说这个天体是个大宇宙，人体是个小宇宙。人体原来真是一个小宇宙，人体也有天，天就是皮肤，皮肤上布满了星斗。正在这样思考的时候，因为我对中医是熟悉的，一想，咦，那不是穴位吗？呀，用弯弯曲曲的经络把它们联结起来，那些星星就是穴位啊。

所以，我证明了我们祖先是怎样发现经络与穴位的。它很科学，是实实在在存在的。穴位就是存在于我们皮肤这一层的，类似天上的星斗。那里面为什么是光明的呢？因为它都储存了能量。可以说，穴位是储存先天能量的池塘，丹田是先天能量的总库房。我们体内，不仅在丹田储存着这个先天能量，而且在每个穴位也都储存着先天能量。所以中医认为，只要你这一条经络、这一个区域出了问题，这个系统就出了问题。如果刺激那个穴位上的先天能量，先天能量很快就扩散，或有规律地流散，会滋养周边那一片土地一样，会恢复你的健康的气化自动化系统。通过刺激穴位，支持你的气化系统恢复起来，所以能起到了治疗作用。

第四章

天人合一的基础是呼吸

生命的基本动力主要靠呼吸，在这一点上，人和植物是一模一样的。不仅鼻子会呼吸，我们的皮肤同样会呼吸。我们生命体呼吸最大的器官就是皮肤，就是毛孔。掌握了呼吸，你就掌握了健康，掌握了寿命。

我们再谈谈呼吸。我前面谈到了植物的生长过程，它基本的生命动力就靠呼吸启动的。有了呼吸，它才得到生长，发芽长大。那么我们人呢，和植物是一模一样的，生命的基本动力主要靠呼吸。

呼吸的方法有很多很多种，要把它细分有很多种方法，但是那都是人为给它分类的，我们人的本身和植物的叶片是一样的。一般的，我们都知道鼻子是用来呼吸的。尽管鼻子维系着我们的生命，通过它，我们可以与天地交流，但是呢，我们现在的人活着，几个人去安心注意过、关心过你的呼吸呢？都把自己的呼吸忘记了，除非你生病的时候，呼吸困难的时候，你才想到了呼吸。所以维护呼吸，可以说就是维护健康。

现在，大家都重视养生与健康，谁都想活得健健康康，好多人以为吃了什么能健康，吃了这个补品、吃了那个补品就能健康，其实把影响健康最根本的东西丢掉了。健康最根本的东西，是呼吸。

维护你的呼吸，就是维护你的健康。但是我们在呼吸正常的时候，几乎都没有人去管它，都忙着去谋利、谋名，都在忙忙碌碌，美其名曰叫作工作。却把生命基本的依赖、最根本的东西丢掉了，没有人关心呼吸。其实这才是真正养生的核心。

生命的动力全靠呼吸。我们不仅鼻子会呼吸，前面讲到了植物的叶片都会呼吸，那我们的皮肤同样会呼吸。我们生命体的呼吸最大的器官就是皮肤，就是毛孔。鼻子跟毛孔比起来是微不足道的，所以啊，我们看到婴儿孩子皮肤很滋润，他们毛孔的开阖非常自如，和天地相接的能力非常强，他们一直在成长，健康地成长，那么老年人呢？皮子硬了，皮肤僵硬了，甚至有了老年斑。老年斑的出现，就是体内的垃圾，把皮肤上的毛孔都堵塞了。你吃得再好都不管用了，你的毛孔在关闭。你吃得再好，营养再好，都天天走向死亡。

所以，毛孔的呼吸与我们的健康息息相关，不仅是鼻子的呼吸。我们的毛孔会呼吸，脏腑会不会呼吸呢？骨骼会不会呼吸呢？大家可以自己想一想。

我们的身体，我们的生命体，整个是一个呼吸的系统。所以中医讲的升降出入，它可以上下呼吸，既有内在的上下呼吸，还有外在的上下呼吸。鼻子一吸下去了，一呼上来，除了这套我们熟悉的内在系统的上下呼吸，还有一个外在系统的呼吸。皮肤就是组织内外的呼吸，它是横向呼吸。纵向的呼吸运动就叫经，横向的呼吸运动就叫络，这就是经络的定名理由、依据。经络运行，纵横交错，形成既有横向的又有纵向的圆环形循环，这就是呼吸与生命的重要性。

掌握了呼吸，精巧地掌握了呼吸，你就掌握了健康，掌握了寿命，掌握了命运。用老百姓的话说，甚至掌握了你的运气，你的人生。呼吸跟你的生命，跟你的事业，跟以你为基点的生命有关的一切息息相关。所以生命就在呼吸之间。

第五章

两种有代表性的疾病

心因性疾病，包括高血压、糖尿病、心脏病等，都跟情绪和个性有关。现代人强调个性，他的个性就给他出这些心因性的疾病。另外，我把空调的冷气叫作无毒之毒。检查不出来，没有毒，但是它比毒性还厉害。慢慢地，不知不觉地，要杀害你，这是最显著的科技病。

我用我的语言谈谈对疾病的看法。

现代疾病分为四大类。第一大类叫心因性疾病，这也是借用了现在社会上的名词。第二大类叫器质性疾病。第三大类叫传染性疾病。现在又增加了第四大类，过去没有，叫现代化的科技病，也叫作富贵病。富贵病与科技病的交织，这是新的一个病种。要消灭、解决这个新的病种，最少得五十年以后。但是现在啊，科技病与富贵病，已经普及和蔓延。真正要解决这个问题，人的认识和解决的手段，那是五十年以后的事。现在人的解决手段都是微不足道的。

我们先讲第一类疾病。这涉及情绪与健康问题，我把它归纳在心因性疾病的范畴之内。这是疾病当中一个非常庞大的范畴，我们好多病跟情绪、情志有关系。不良情志的影响，会造成我们这部生理机器的内部运行的迟缓或者障碍，或者就卡住了。好在卡住不是这部机器的问题，因为情绪的问题，建构成了一个象，就叫做心因性疾病。

心因性疾病，包括高血压、糖尿病、心脏病、肿瘤等，这些所谓疾病都跟心理情绪有关，与情志有关系。现代人通常认为个性就是自己，哦，那个正好，你吃了个性的亏。那个个性给你僵在身上，建构了一个要你命的疾病。所谓的修行，就是要把你的个性修平。但是我们普通人认为，个性就是我，我就是那个个性，除了那个个性，哪里还有我？它会恐慌的，你约束了它的个性，它就像发疯一样跟你干仗。所以好多人对自己的个性保护得非常严密、严谨，他就吃了他那个性的亏，他的个性就给他出这些心因性的疾病。

我们所谓的个性里面包含了好多兽性（动物性）。这就叫做我执，特别的执着，谁都说服不了他。他认为那个个性就是他自己，那就是他的面子，就是他的人格。其实，那是你心里建构出的一个你，所以你就为那个自己生气啊，抬杠啦，奋斗呀，争气呀。要争一口气，都是有个性人干的。那个个性，给了我们生存的力量，给了我们创造事业的力量，推动着社会发展，但是个性又在危害我们的健康，好多人没有觉察到个性的副作用。不仅药物，吃了不良的食品有副作用，我们的个性给我们带来的副作用也非常大啊。

修行，教育，其目的就是教做人，帮助我们改良这些兽性和个性，让我们的自我觉悟。教育的真实目的，就是要改造我们身上这些兽性和要命的个性。

现在的社会，崇尚赞美教育："告诉孩子你真棒！"不要骂孩子，要鼓励孩子，要叫孩子有信心，这无可厚非，但片面地强调赞美，有可能助长了孩子个性的狂妄，将来会害了他的人生。个性需要适当的引导来改造呢。批评、惩罚是必要的手段，也有很好的作用。过去古人讲，棒槌下面出孝子，不能说是没有道理的。对孩子的教育，不是说专门要用高压政策，骂他、打他；也不能说，像现在专门去鼓励、赞美，落入两头，都有点偏激，要适中。现在的孩子，狂妄的特别多，这是另一个教育模式带来的副作用。这不仅是给你的孩子带来副作用，给整个社会也带来了副作用。这是现在做父母的该警醒的一个非常重要的教育课题。

说到科技病，我们就拿一个最最明显的例子，就是空调病。我们现在几乎每个人，特别是城里人，夏天离不开空调。没空调，就觉得会热死，但是你不知道空调的副作用。空调的冷气，是化学物质制造出来的，是冷酶加工出来的冷气，它是无机的，没有生命的。你热得很了，这种冷气，你觉得吹到身上挺舒服，能给你降温。但是它跟自然气候的冷气，本质上是有区别的。自然气候的冷气是有机的、活性的，你就是冻僵了，把你冻得脚手都发僵了，但是你用冷水泡泡，慢慢地让它溶解，它又恢复正常。只要不用剧烈的方法解冻，冻僵的脚手又恢复正常了，因为这种冷气是天体活性的能量结构成的。而空调是不一样的，空调的冷气是无机的冷气，它会悄悄地从我们的毛孔渗入。它是只会直往前走，不会拐弯出来。所以啊，它一旦从我们的毛孔注入，一直往里走，直接走到你骨髓里。最后，把你的骨髓都会冻结，你骨髓的造血功能都失去了能力，你的脏腑功能都失调了，冻结。从内到外去冻结，所以好多空调症的人是很难治的，现在还没有相应的药物，把它从人体里面搞出来。

你说需不需要空调呢？需要，要适可而止，要有个度，在26度～28度之间。温度不能调得太低。有人用公家的电，把它调到十几度，心想反正这电钱不要我花，最后生个病，很像类风湿，四肢都动不了。我治过这样的病。一个患者，全身四肢都动不了，到了医院当类风湿来治疗，一点效果都没有。治了好几年，找了好多大夫，后来到我这儿来治病。我一摸，哟，他的症结主要在背上。我就问他过去干什么职业，他就说他是会计财务。我说你在办公室背后是不是有个空调，他说对啊。我说你这就是吃了空调的亏，公家的便宜占多了，把空调的温度调得很低，结果把你五脏的机能给冻结了，延伸到了四肢百骸，动不了，很难治愈，很难治。现在没有相应的药物，把空调冻结的冷气从体内搞出来，所以这就是科技病。

我还治疗过超市的一个营业员。我一诊断，就说她是空调病。她说对呀，我说为什么你要老吹空调。她说这是她的职业。我问她是干什么的，她说是超市的营业员，她们上班要穿着毛衣，夏天，叫空调吹成那样了。她们也曾向经理反映这个问题，她们长期整个在空调的氛围里面冷冻啊。结果经理说要为顾客着想。要为顾客着想，那就是要为发财着想，不管员工的健康问题，而失去了人道的理念。只为了赚钱，忘记了生命，这是非常可悲的一件事。

我们大家都到过超市，一进入超市，那个门帘子一线之隔，一脚跨进去和没跨进去那个脚，截然是两个世界。我们毛孔是一个自动化系统，它将热量不断地向外排放。这个毛孔自动化系统，遇冷就关闭，遇热就张开。毛孔就是我们身体的空调，结果呢，你一脚跨进去，毛孔还没有来得及关闭，那个冷风冷气，已经进入你体内了。冷气越往里走，毛孔越关闭，已经将贼关到家里了，冷气已经向你的脏腑器官渗透。好多人的疾病，就因为这样慢性的种子下去，慢慢地发芽，所以我把这个空调的冷气叫作无毒之毒。现在你去检查，查不出来，没有毒。但是它比毒性还厉害，慢慢地，不知不觉地，要杀害你，这是最显著的科技病。

第六章

《黄帝内经》的核心灵魂是自救

《黄帝内经》主要分两部分：一部分叫自救，一部分叫救人。学中医的，主要学救人那一部分，救别人怎么救。其实核心灵魂是自救那部分，主要在第一章《上古天真论》。黄帝请教岐伯关于人的生死问题，比如从生到死，为什么？怎样生，怎样死？全部围绕这类话题。

　　我对整部《黄帝内经》是这样认识的，我认为《黄帝内经》主要分两部分：一部分叫自救，一部分叫救人。我们的中医界，重视《黄帝内经》的救人那一部分，这是现代普遍的中医。学中医的认为这是基本功课，一定要学《黄帝内经》。他们学《黄帝内经》哪部分呢？主要学救人那一部分，救别人怎么救。其实《黄帝内经》的核心灵魂是自救那部分，而自救那部分，主要在第一章《上古天真论》。

　　为什么它是《黄帝内经》的灵魂呢？因为第一章，全部彻底地讲自救的问题。黄帝请教岐伯关于人的生死问题，比如从生到死，为什么？怎样生，怎样死？全部围绕这类话题。

　　《天真论》后面总结了上古的四种人：用现代语言讲，这四种在上古是可以拿到文凭的人。那时候做人是有文凭的，不像现在谁都是人。所以这个人啊，第一等人叫作真人，它有四个特别的标准：提挈天地，把握阴阳，呼吸精气，独立守神。你能完成这四个做人的标准，你就是一个真人，真正的人。那么，这四个标准都是主动的。

　　其次呢，有至人，就没有真人那么主动了。至人的主动性就没有真人那么强。不完全是主动的了，一部分是被动的。再下来就是圣人，被动的因素更加多，主动的能力少。到贤人，那个被动性更多，主动性更少。

这四种人，存在一个共同的特点，就是发挥了生命的主动性，有主动能力，能主动地操控自己的生命。他们的内涵都有这样共同的特点，但掌握主动性最完满的就是真人。真人的标准就是完全的主动化以后的自动化，用现在的话来说，就是自我经营自己。

所以我有一个感悟，说人的最大的成就莫过于经营自己。只有把自己经营好，才把你的事业、你的家庭、你的环境经营好，你才能尽善尽美地为这个社会奉献。人人都想经营别人，不想经营自己，认为那是他的理想，他远大的理想。他活在远大这里边去了，他没有活在生命的本位上。放弃了本位，追求了远大，所以这些人呢，相对的来说就叫假人。《黄帝内经》为什么要提出四种人——真人、圣人、至人、贤人？它虽然没直接说，但言下之意就是，相对这四种人的，其实就是假人。做不到这四种人的，统统都属于假人。以后把这些人称为凡夫俗子、庶民，都属于假人的群体，真人非常少。

我们要注意，古人留下的经典是非常科学的，没有一点迷信色彩。我们来看看真人具备的这四个条件：什么叫提携天地？人一听"天地"两字，就想到天和地去了。上天入地，那是要有很大神通的，你若是玉皇大帝，就可以提天携地，你以为这就是真人？想错了，这部经典叫内经，讲我们每个人内在的天地，不是讲外在的天地，主要是启动你内在的天地的升降，也就是提携。升降出入，就是提携天地。把内在这个升降出入掌握了，你就更符合了外在天地的升降出入，这就叫作提携天地。非常朴素啊，不是我们想得那么神秘。但是我们每一个人，没有走向我们的内在。我们每一个人眼一闭，体内都是黑咕隆咚的，什么也看不见，不知道从哪里走进这一片天地，也没有人教你怎样提携内在的天地。所以，很可悲，现在的中医，把中医最根本的灵魂丢掉了，中医的医道丢掉了，后边全是医术。我们整天在术上啃来啃去，所以出不了好中医。人家西医看不起中医，中医不争气啊，把天地丢了，把灵魂丢了。

提携天地，把握阴阳，那都是有方法的。用什么方法呢？很简单，就是呼吸。呼吸可以接天接地，我们呼吸都是空气，空气就属于天，在内在这个空气的觉用，可以起升降作用，可以改变体内的天地的升降，这是中医的灵魂。作为中医师，首先要会自己的天地的升降，要知道，要感悟到。从此，你不是对生命的硬件理解，而且对生命的软件也非常熟悉，才能成为完整的一个中医。西医主要是对生命的硬件做深入地研究，翻来覆去地去研究，不在乎也不承认生命的软件。而中医呢，它的理论基础完全建立在生命的软件上。所以，我们作为一个中医师，把生命的软件、灵魂的东西丢掉了，也跟着西医跑，也在硬件上整天研究来、折磨去，所以就是丢了医道，留下医术。

第七章

恢复我们的灵性和神性

上古的人特别重视觉性，因为他精神内守，他的觉性就特别灵敏，随时能感到虚邪贼风，所以他就会有相应的避之有时。中国古时叫神州大地，老祖宗在很早以前就会由人变为神。而现在人呢，倾向于外在的追求，把生命提升的方法都丢失了，只留下了动物性的本能。

　　《上古天真论》这一篇有好多值得我们深入学习的东西。特别是它讲到了"上古之人，皆谓之虚邪贼风，避之有时，恬淡虚无，真气从之，精神内守，病安从来"。其中，"虚邪贼风，避之有时"不是一个死规律，而是很活的。虚邪贼风是一个流动的东西，那他怎么能知道"虚邪贼风"呢？他靠什么知道"虚邪贼风"？

　　我的体悟是，上古的人特别重视觉性。因为他精神内守，他的觉性就特别灵敏、敏感，就是《易经·系辞传》上讲的"寂然不动，感而遂通"。他随时能感到虚邪贼风，所以他就会有相应的避之有时。空气是一个流动的活体，你没有很好的自觉性，就不会认识虚邪贼风，就会被流行性感冒传染。你的觉性很敏感，就能感觉到看不见的气、候，气与候的变节，所以你才能做到避之有时。

　　首先我们能看到古人的智慧是由觉性来的，通过觉知、觉照、觉察达到了觉悟的。觉是古人的学习方法，他不是简单地靠头脑的理解，他主要靠觉性。现代的人呢，都是编那死套子，什么时候要怎么样。什么时候要怎么样，那是机械的，没有我们古人先圣的智慧了。智慧是一个活生生、活泼泼的东西，每一个人体内都存在这个活性体，这是生命的根本、生命的软实力。但现在人活在头脑里，活在逻辑上，放弃了生命的活体。我们自以为现在人比过去人聪明，其实比过去人傻多了。我们放弃了我们本来的高级、灵性的那一部分——觉性。科技在进化，人的本能在退化。

"今时之人不然也，以酒为浆，以妄为常，醉以入房，以欲竭其精，以耗散其真，不知持满，不时御神，务快其心，逆于生乐，起居无节。"这段话很重要，"不知持满"的"持满"，持什么？满什么？这是一个很严重的问题。"不时御神"的"御神"，神怎么御？御什么神？这两句在这一段里非常重要。

持满和御神，这都涉及生命的根本问题，它跟后面的"真人"这一部分遥相呼应。后面讲了四种人，特别是真人的标准。做到一个真正的人，要"提挈天地，把握阴阳，呼吸精气，独立守神，肌肉若一，故能寿敝天地，无有终时，此其道生。"

"不知持满"，这是一个很严肃的、每个人都会遇到的问题。持满，主要指的就是持这个精气的满，这是后天之精。我们的生育之精，性生活的精是后天五谷之能量的高度的积累和集中。我们的后天之精积累多了以后，人就会产生欲望。我们的欲望都是后天精饱满以后，才会产生的，使心理上产生欲望，特别是性生活，不管男女。

人的成长过程中吃的五谷杂粮多了，后天之精饱满以后成人了。成人了就是精饱满，后天之精饱满。后天的精饱满了，人的一个最主要的倾向就是性生活。用性生活来解决性的需求，这是无可非议的。它跟吃饭一样，是生活的一部分，无可非议。我们的传宗接代，人类的繁衍，都靠性生活完成。但是好多人啊，很着迷于性生活的性刺激，"醉以入房"，那么对后天之精的损耗就特别大。比如说，有个词叫精疲力竭，其实它真实刻画了性生活时男性的身体状态与心理状态。男性在性高潮射精以后，会一点精神都没有了，甚至脑子一片空白。那为什么会发生这样的现象呢？这就是耗精的范畴，因为男子的精液直接跟人的脊椎里的脊髓相关。男子在射精的高潮期，射出去以后，脊柱的脊髓跟他的会阴穴是连接的。会阴穴这里精液一射出去，会阴穴就是个空当，那是人体能量最低洼的地方。那么你射精以后，脊柱中的脊髓嗖的会下来，甚至脑髓都顺着脊柱的椎管降下来，填补你的会阴穴。这时候人的脑子就严重缺乏营养，人就有精疲力竭的现象。所以每一次性生活的高潮，都是对你生命后天能量的一次大的消耗。女性和男性是相反的，女性在性高潮期是收的状态，是吸纳状态，男性是发射状态、释放状态。性生活对男性的消耗远远大于女性，所以我们能看到社会上好多老夫老妻。这个老头都去世十几年了，老太太还在那里享天伦之乐。因此，女性的寿命比男性长，主要原因在生殖系统的结构不同，这是我观察到的。从性生活上我们就看到了，这个男女的差异，对寿命对健康的影响，这就是不知持满。

当然，女性在性生活当中也会有精的损耗。女性如果放纵性生活，也有精液的遗漏。女性要漏起精来，比男的损耗更大，这就讲的另一个层面。女性的开关，还没有男性的开关紧，所以女性后天之精的损耗，我们叫漏丹，也是漏精。经常漏丹的女性，脸色特别不好，但是古人都有方法，很科学的方法，自我抑制、自我转化，让这后天之精不亏损，这就是我们中国人讲的炼精化气（氣）的那个范畴。

女性有性生活的优势，但是也有劣势，劣势就是月经。女性的每一次月经是一次排卵期，为了延续下一代，会排卵。但是你既然不生育了，这个排卵期就会是一种生力的消耗。好多女性痛经，每来一次月经就像生一场大病一样，这是对生命的一次摧残。我们的祖先早都发现了这个问题，所以有一种方法叫作"斩赤龙"。赤龙指的就是女性的月经，斩赤龙，就是把月经转化掉，用一个系统科学的生理本能的机制转化掉，使你不来月经，把月经里那一部分生命能量，让它不流失，让它充分地返回来。倒着返回来，充分地利用，会对健康和寿命有所帮助、有所提升，这是女性和男性的不同之处。这个方法，现代科学叫养生，叫生命科学。女性若掌握了这个方法，比男性的生命机制的转化更加有优势，提升更加快，速度更加快。

精化气（氣），有一个完整科学的生理转化机制，让我们主动地去把握，不要把精力全部用在用男女的释放去完成。有一套完整科学的方法，将精液转化成先天能量，补充我们的精神，所以才有了下一句"不时御神"。如果对精的耗散，没有办法，不去控制，不去转化，那他就不会去御神，就不知道什么是御神，那这个神是什么。我们中国人讲的神，这个神就是先天的生命能量状态。先天的生命能量状态和后天的生命能量状态是不一样的，后天是气态和液态的转化过程，所以我们正常人的生理，就做了三件事。我经常说我们人体内五脏六腑在里面干什么？它是一个全自动化气化加工厂，它把我们吃的物质化成气（氣）。气（氣）通过升降又化为液体，液体又化为气体。多余的液体，好多会转化为脂肪，储备起来，以备后用。这就是后天的精，既包括了生育之精，也包括了我们的脂肪，但是先天之精的成分完全不同。先天的精是光态，后天的精是气态和液态的成分呈现，即质态、气态、液态，从这里就说明了炼精化气（氣）这个范畴。

中医有十二经络、十四经络，就是任督二脉，加十二经络。全世界现在都承认，中国的针灸，通过经络穴位可以治病，其实这个系统不只是简单地能治病，它既能治病，也能延长寿命，所以古人启动炼精化气（氣）的系统，必须把后天之精用呼吸折腾到经脉里头，进行二次摩擦。我常说经络是我们生命能量的第二套加工系统，把后天的精华，在里面进行二次摩擦，就会提炼成光的状态，就会成了先天之精。先天之精就是《黄帝内经》上所讲的神的一部分，本性之光。性光那一部分，中国古人就称作神。心神的"心"又是另一个，跟这个光结合起来，人才会有神通的出现。神通，必须有生命之光的支持。如果你没有光的支持，就不会有神通，你只能满足你生命的延续，生命的健康发展。所谓的神仙就是这个生命之光的充满，还有多余的，能做出另外的生命，超越生命肉体有更高的能力的人。活神仙，就是神通。"不时御神"就是你不懂得生命的升华。靠这一个生命的机体，就可以让我们的生命升华，升华到神的状态，超越这一个肉体机能的本分。

中国古时叫神州大地，我们老祖宗在很早以前就会由人变为神。而现在人呢，倾向于外在的追求，把这些很好的生命的养生和生命的提升方法都丢失了，只留下了动物性的本能。只知道满足动物性的本能，不知节制，这就叫作"不知持满，不时御神，务快其心"。

第二部分 《内经图》提供的方法

第一章

只有中国人才敢说『我命由我不由天』

中华民族有一句非常伟大的豪言壮语，可以说世界任何一个民族都没有这样的豪言壮语，那就是"我命由我不由天"。那么这句话来源于哪里呢？来源于我们生命的体验，用生命去体验天人合一。

社会上现在都流传着《内经图》。学中医的人都听说或者见过《内经图》，为什么叫《内经图》呢？

《内经图》和《黄帝内经》是息息相关的，一个叫《黄帝内经》，一个叫《内经图》。《黄帝内经》，用文字语言解释人的原始生命的规律，生老病死。《内经图》呢，主要是用图的方式说明人内在的生命，那个虚态结构的那一部分规律。据说《内经图》属于《黄帝内经》，古人传说是当时室之藏之，未公之于世的那一部分。《黄帝内经》讲到的"提契天地，呼吸精气，把握阴阳，独立守神"，四个大的课题。但怎样提携天地，怎样把握阴阳，什么叫呼吸精气，怎样去独立守神？它没有提供方法。只有考试的题目，没有课本，但是我们现在讲《黄帝内经》的，读《黄帝内经》的，都很少有人问这个问题。我们读书，要会问，我们读书是学习，学习就会有问题，在书里面一定要找到我们未知的问题，去解开问题就叫学问，学问的积淀就叫作知识，知识的记录就叫作文化。这是我对文化、知识、学问这三个阶梯的认识，一步一步它怎么生出来的。中国的名词很有意思，同样讲一个东西，学问、知识、文化之间的关系是什么，很少有人思考这个问题。学问是知识的妈妈，那么知识是文化的妈妈。文化是这些概括的记录，整个记录。所以很少有人向《黄帝内经》提出这个问题，这就是科研的问题。科研是什么？有了问题，就去研究解决问题。很少有人提出这个问题：方法论到底在哪里呢？在《内经图》里面！

我说《黄帝内经》是理法，《内经图》就是它的方法论。《黄帝内经》和《内经图》，一个是理法论，一个是方法论。所以说真正要学懂《黄帝内经》，必须体验式地学习这个《内经图》。

体验式的学习，不是你认识那几个字，那几个字小学二年级孩子都能认得，但是你不知道它的含义。那个含义需要你去用你这个生命体验式学习，而不是用头脑学习。所以我说中国文化是一个体验式文化，你用体验式学习才能懂中国文化。你用头脑学中国文化，永远是这个文化的扭曲者。你用体验式学习，才能明白中国文化的真谛，所以《内经图》必须用体验式去学习。你体验了《内经图》，再去学《黄帝内经》，就会一目了然，真实而朴素。

你把《内经图》体验过了，就完全有资格——不管别人给你发证没发证——给医生当医生，给老师当老师。《内经图》就是有这么神秘的学问。这个精髓的灵魂性的东西失传了，没有人学习，没有人讲解，没有人体验，所以不断地在断线啊，中国文化的命脉奄奄一息。不知道我们的文化是体验过来的，是体验的结晶，把它当学问去做了，把它当名词当文章去做了，那么中国文化就要断根啦！

我们要回过头用体验式学习，这才叫恢复我们这个文化的根基，那才是我们文化灵魂的复兴啊。没有体验式学习，你说你复兴这个文化，你嘴皮子说得再巧，跟人整天吵架，不算数的，没有多大的质量，只是消耗生命！只有你去走进这个文化真实的那一面，去体验它，才会有说服力。

中华民族有一句非常伟大的豪言壮语，可以说世界任何一个民族都没有这样的豪言壮语，那就是"我命由我不由天"。那么这句话来源于哪里呢？来源于我们生命的体验，用生命去体验天人合一。

生命科学是人类的第一学科。最早，人活着，就想健康长寿地活着，就想幸福地活着，幸福的第一个基本条件就是健康，所以我们的祖先很早就用各种方法去尝试健康，心灵＋呼吸＋身体，最终就找到一个唯一的途径，就是天人合一。改变你的体质，改变你的性格，说白了，也就是改变你的运气，用主动的天人合一的方法去改变你的命运，符合天道的规律。怎么去符合呢？就是要用自觉性。

那么自觉性从哪个门入呢？首先，最巧妙的一条，最短的途径就是自觉呼吸。所谓的观呼吸，就是觉呼吸。因为呼吸是天人合一的途径，通过觉呼吸，你就会走进天人合一的生命世界。你没有这一条路，就很难进入天人合一的世界。所以进入那个世界，你的生命的深层，才有了探寻的方向和能力。很早的时候，我们的祖先就掌握了这个过程，所以他们有一个豪言壮语，才说"我命由我不由天"。现代人呢，动不动也想改变命运，认为奋斗可以改变。奋斗的改变是微不足道的，奋斗只能改变你的财富物质、你的名誉，但改变不了你生命的本质。生命的本质，靠这个物质世界的奋斗是改变不了的。必须到生命世界里头去奋斗，从生命的另一面去奋斗，才能改变命运。我们现在好多人，都想自己的运气好，都想叫别人预测一下，算算卦、算算命，东方西方都有这个方式。算卦、算命真的能改变吗？微不足道啊！能知道你的命运，确实是事实，要想改变，比登天还难。用外界的改变，添油加醋的力量，其改变是微不足道的。只有我们主动地，靠提携天地、把握阴阳、呼吸精气、独立守神的方法，才是真正改变我们命与运的最根本的方法。那时候呢，命运操控在你的手里，所以中国人才敢说"我命由我不由天"。

修行、修炼与宗教有些关系，我不想多谈。大部分人把对宗教的信仰当作一种精神的依赖、精神的依靠。宗教的实质是生命科学，它的核心叫生命科学。所以它的核心不是宗教，它是该如何改变我们生命本质的方法，那就叫作修行。

修行和修炼是一体的，但又是两个面。我认为修炼是修行的基本课程，修炼呢，主要是练身体，先把你整个道场建设好。把这一个最灵的庙建设好，打扫干净，你才有资本修行，才能进入修行。修行啊，主要针对修行为。这个行为，不仅指我们外在的行为，它的核心指我们的内在行为、起心动念。外在的行为都是起心动念来的，所以从根本上让你修，一个起心动念，你都要看着，要觉察到。不是通常的看，你看不到它，但你能觉，提高你的觉性，所以叫觉悟。觉醒、觉察、觉知，都用觉。一个起心动念，你都能觉得清楚。这个起心动念来了，就像一个指令来了，让你这个手抬起来，那我这个手需要抬还不需要抬，不需要抬我就不抬了，我就不执行；那个需要抬，我就执行了。这是修行的范畴，要看住你的念头。

修行要在修炼的基础上。你的觉性怎么提升？首先要靠身体的感觉来修。我告诉你，我的感悟啊，认为你把庙甩脱了，你把道场甩脱了，你就能解脱，没这么容易！你是没有根的，你必须一步步地从这个生命的根本上去修。所以佛陀在"唯识"上讲到了，呼吸就是根本。必须从生命的根本依赖上去入手，你呼吸的肉体跟生命的心灵是连接最紧的一个桥梁，这是修行的结晶，但是好多人认为这是臭皮囊。修行了好多年，最后那把身体健康都丢掉了，理论会讲一大堆，讲得天花乱坠，痛苦来了，那不叫作烦恼吗？你怎么能把这个转掉呢？你的那些修行理论、那些空想，能把它转了吗？你没有能力转掉，说明你的修炼的功夫还没有到，修行上就达不到你理想的目的和目标。所以好多人忽视了修炼，注重了修行，弄得身体一塌糊涂。这一辈子连人都没做好，怎么成佛，怎么成仙呢？怎么成就呢？人都没成好。

我认为，《黄帝内经》是人法，叫你先成人，这是最基本的。你这一辈子是人，"人身难得今已得"。什么意思呢？那都告诉了你，你还听人说这是臭皮囊，那句话对不对呢？那是过来人的话，那是人家超越了身体的人，修炼已经完成了这个生理工程以后，进入修行阶段的人说的话，不是你刚有信仰的人说的话，这是我的认识。

也有些人呢，光注重了修炼，不注重修行，在心灵方面，在精神方面修行不够。结果，叫作修偏了，走火入魔了。生命的灵性，是根，是目的，最后又给丢掉了，所以这两类都走向了偏激的修。只有把身心首先合一，先合成一个人，把自己理解透了，才有资格修行。你连自己还没有了解，没有搞明白，你想成什么？那才叫作大妄想啊。

地球上的人类分为东方和西方，我说，中医是中国文化的窗口，西医是西方文化的窗口。两种医学的方法论整个概括了东西方人的思维模式，所以建立了两个不同系统的医学，都是共同一个目的，为了健康，为了长寿，为了好好活着，目标是一致的。但是方法论呢？一直在吵架，这一个不承认另一个。为什么不承认呢？它的纠结在哪一个焦点上呢？在思维模式的转化、转换这个焦点上纠结。西医是线性思维，中医是曲线思维，所以两个思维模式完全不同。曲线思维的人，认为线性思维的人太笨了，做出了好多副作用，靠脑子一发热就把这个事干了，把一个生命毁了，很生气。西医呢，说你们中医觉得自己科学，那拿出可以量化的数字让我看看，中医又拿不出来叫人看得见的东西。所以就为这个东西，互相都说服不了对方，谁都不服气谁，都在吵架。

一个在生命的软件上做学问、做研究，一个在生命的硬件上做学问、做研究，同时对一个生命体的两个面上各自研究的课题的面不同。人就像一个电脑一样，这个西医的修理工只会修理硬件，软件出了问题，他不知道怎么办，他通通叫疑难杂症，都推到一边，没有办法。西医甩下不管的，正好是中医最得手的用武之地。中医会修理软件，软件出问题了，西医不内行，中医对软件特别内行，轻而易举地解决了，就骂西医，你还是科学，你真不科学。两家都为了一个共同的美好理想，搞生命科学，只有两家互相把两个学问都搞通了的人，就会哈哈一笑，认为都科学，都对都不对，各有理由啊。他懂得什么时候用这个，什么时候用那个，这就是对生命的完整服务啊。

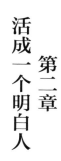

第二章

活成一个明白人

《内经图》是一幅人体侧面的"气脉运行图"，讲述了道家炼精化气（氣）、炼气（氣）化神、炼神还虚、百日筑基的基础课程。只有过了生理的最后一道关口，你才会觉得自己活着是一个明白人。"一粒粟中藏世界"，就展现了我们生命的升华，由肉体、形体升华到光体的一个过程。

　　《内经图》很早藏在道家，属于道家炼精化气（氣）、炼气（氣）化神、炼神还虚、百日筑基的基础课程，它是一幅人体侧面的"气脉运行图"。

　　首先，我们要理解"内经"两个字。《黄帝内经》，主要讲我们生命的内在，以生理的内在为主体。《内经图》也是讲生理的内在，我们怎样主动地让自己气脉运行的方法。我们的气脉，只要是活生生的健康人，气脉都在运动，但是被动的，不是主动的。那个《内经图》里就告诉了你，怎样主动地让它的流量加大，让它的摩擦度加大的方法。这些方法全在《内经图》里。所以《内经图》就是真人的方法论的补充。它是方法论的课本，也就是中国人生理知识、生理健康最有效、最真实的课本，人怎样变成神的课本，说玄了，就是人怎样升华成神的课本。用现在话讲，就是"生命科学"，用过去话讲，就是人如何能变成神。他的课本在《内经图》里。

　　《内经图》的方法论，主要在一首七律、七绝里边，这是文字上说明的。有的只有图画，没有文字，点到为止。所以《内经图》自古以来，人们觉得很神秘。过去《内经图》你都看不到，现在《内经图》公之于世，送给你，你也看不懂。没有一个过来人，体验过来的人讲解，你没有办法登堂入室。其实，过来以后，解释就很简单。

七律里边第一句："铁牛耕地种金钱。"我们现在，把耕地的拖拉机叫铁牛。古代时期，连拖拉机的影子都没见过，就有这个"铁牛"这个名词。图上显示：一个农夫在太阳下，赶一头老黄牛在耕地，在这地上，种了好多金钱。那是什么意思呢？你没有传统文化的知识基础，怎么也看不懂它。有了传统文化的知识基础，还需要一个经历过、体验过的人，给你讲解，你才能明白。

从我们传统文化里，阴阳五行学说里边，铁属于"金、木、水、火、土"里边金的范畴，所以五脏和六腑，都会各自配上了金、木、水、火、土。《内经图》主要指的内在呀，我们内在的什么是金呢？肺为金，肺与大肠相表里，大肠也是金，一个是腑，一个是脏，那么腑是阳金。阳金与天干对应，甲、乙、丙、丁、戊、己、庚、辛、壬、癸。大肠代表的是庚金。铁牛为六畜的畜，也为金之库，铁牛指的是金库。

这个金钱比喻什么呢？它用社会的财富、物质财富来比喻生命财富。我们的货币，是物质财富。这里指的是内在的生命财富，比作金钱。那么在腹部画的这一条牛，为什么农夫在这里耕地呢？用我们的现代科学的解释就是腹式呼吸，又叫逆腹式呼吸。讲明了，就这么简单，就是腹式呼吸，或者是逆腹式呼吸。

那为什么是铁牛耕地，而不是骡子和马耕地呢？牛耕地的能力和骡子、马不同。骡子、马走得很快，走几步马上停住了。牛的性格不一样，一步一个脚印，韧性很强，力量很均匀。这里又告诉我们，腹部的呼吸方法，要用均匀的呼吸方法，力度均匀的方法。再一个，腹部的后边，称作丹田，脐后、脐下三指，脐下四指，是我们的丹田、元气（炁）所在，先天之气（炁）所在之地。腹式与逆腹式呼吸的同时，会加强肠蠕动，生理的肠蠕动代谢功能加快了，吸收功能加快了，而且会直接刺激丹田的先天元气（炁），激活先天的元气（炁），与后天之气（氣）进行融合。通过这样腹式呼吸或者逆腹式呼吸，长期内在的训练，那么我们的生命的财富就会增长，就是元气（炁）。后天之气（氣）和先天之气（炁）的溶解率会提升，会补到先天去。

中国传统文化里，道家有好多胎息法。无论什么息法，都与腹部有关系。所以这个呼吸方法特别重要，这与我们现代的养生是非常相关的。这就是"铁牛耕地种金钱"的特点，它就属于真人的提契天地那一部分内容啊。真人"提契天地"，怎么提契？他指的是内在的天地。头上跟脚上，头部跟会阴，指这个天地的运化。中医的诊治主要有四个字，就是升降出入。腹式呼吸，或逆腹式式呼吸，会加强升降的力量。把你内在的天地搞通了，你跟外在的天地才能合一，跟天体的升降才能同步。由内在的小天地的升降，会自然、自动转化为跟天地的外在天地的升降合一，天人合一就真的会实现的，这就是"铁牛耕地种金钱"跟"提契天地"的关系。

第二句呢，叫作"刻石儿童把贯穿"。又谈到钱的问题，把贯穿。我们过去呀，那个铜板，以一贯为单位，一串就是一贯。这里讲的又是生命财富，他一直用外边的物质财富比喻生命财富。

但是"刻石儿童把贯穿"这句话分解开，就画到胸部出去了。在心肺这个区域，又画了一个儿童，在那里穿着七个铜板的钱把它串起来，那这是什么意思呢？又跟金、木、水、火、土有关系。

刻石用什么刻呢？用金属可以刻石，那么这个"金"指的是肺了。刚才讲了，肺与大肠相表里，指的是阴金，就是辛金。辛金的呼吸，肺的呼吸，所以用现代语言解释，就叫胸式呼吸，胸式呼吸也可以创造生命财富。我们每个人每时每刻都在呼吸，但是呢，只是为了维持生命而已，不知道呼气、吸气，不仅可以维持生命，还可以延续生命、提升生命。所以这指的是，平常人没有几个在乎自己的呼吸，除非生病了，呼吸困难的时候，你才会注意到你的呼吸。其实你把心跟呼吸配合起来，每一个呼吸都是赚了一文钱，都会留住外界吸收进来的空气里边的精气（炁），跟驱动了我们内在的后天之精气（氣）的汇合，这也可以说叫作煽风点火。那呼吸又是风，它会促使我们内在生命能量，煽动起来，让它自动运化。加上心在五行上又叫作火，用心灵和呼吸配合起来，我们后天的生命能量，就得到了有力的转化，在经脉里有力的转化过程，所以也在创造财富。

创造生命能量的第二套加工系统的启动，都离不开呼吸，所以我总结了人的呼吸的重要性，有三个特点：第一个是鼻息，第二个是脐息，第三个是全息。那个鼻息带动的是胸式呼吸，跟肺有关系。再加上腹部的呼吸，就带动了腹腔的丹田呼吸。腹腔的丹田呼吸的鼓荡，跟鼻息的两个统一起来，会带动我们的第三个呼吸叫全息。真正的全息是什么呢？我们现在到处都在用"全息论"，都是借用了"全息"这个名词。真正的全息是人体内另一套呼吸系统，庞大的呼吸系统，是毛孔。我们人的生命体最大的呼吸系统是毛孔，它布满了皮肤，密密麻麻，而且是自动化的。它热了，把我们的热量排出去，就像空调一样自动化。冷了，它会把热量保存到体内，自动关闭。热了会自动张开，加大皮肤的呼吸量。所以毛孔就像现代的空调一样，它是自动化调温系统，自动化天人合一系统。毛孔跟我们的健康息息相关，小孩子的毛孔，那个皮肤像绸子一样。他毛孔的开合量非常大，所以他成长非常快。我们成年人看着年龄越大了，力量越大了，人越成熟了，但毛孔的呼吸量越来越弱了，越老了皮肤越僵硬，甚至有了老年斑，把毛孔都堵上了。所以你吃得再好，你毛孔的透气性不行了，你一天天走向老化，所以毛孔跟我们的寿命与健康息息相关。我们通过鼻息、脐息带动全息，用胸式呼吸跟腹式呼吸、脐息带动毛孔的呼吸，这是一套有力的健康养生方法。

"刻石"这个含义，很形象。它有一个特点，用心就是用感觉。觉受的不是入息，而是出息。人们经常说某某人有出息，某某人没出息，讲的是事业的成功与否，那是借用了这个名词。其实，"出息"是说我们古人的一种养生方法，和生命健康息息相关。说会出息，你就说息长寿长，息短寿短，一定寿短。所以你注意每个吸微微，呼绵绵，要延长均匀。要细长均匀地呼吸，你用心灵在呼吸，细长均匀地呼吸，你的各个器官就会均匀地运动，所以器官的寿命就会加长，这是一个。但是在内在的功夫上，出息和入息有不同的含义。开始体质虚弱的人，要把心跟入息在一起，真正内在的功夫是出息，而不是入息。比如说武术上的打架，每一次出手都是出息，我们用劲的时候，使最大力气的时候，都是靠出息的爆发力，产生作用啊。所以内在的功夫，生命能量的加工，跟出息关系非常密切。说每一个出息，留在任脉或者中脉上、督脉上，这是非常有意义的一件事情。因为出息的时候，你把能量留住了，二氧化碳呼出去，那么才是真正地赚了一文钱。而我们普通人呢？任凭它自由出入，所以吸进来，呼出去，好的也出去了，不好的也呼出去了。而且你用心出息的时候，把二氧化碳呼出去，把生命能量留在内在，那才是真正贯穿的赚钱的呼吸。所以叫"刻石儿童把贯穿"，留住每一个出息很重要。

第三句，那就更加神秘了，叫"一粒粟中藏世界"。通过前边的鼻息、脐息、全息，生命机能的全部内在运动，所以我们的生命体主要解决的健康问题，一个是气压，一个是水压。通过呼吸，可以改善我们的气压与水压，提炼生命更精微的物质。改变了气压和水压，从中又提炼了更加精微的物质的积聚，道家把这个生命能量的高度的积聚，精微物质的积聚叫作结丹。这个丹，这种高度能量的集中，真正是灵丹妙药，它是通过生命体在内在加工的。你若真的结了丹，你会没有病啊，你真正是一个健康人。虽然也有风吹日晒，照样你还会受伤的，那么那个丹，会自动化，会让你修复，所以叫作灵丹妙药，而且没有副作用，这就是生命灵命的内丹的提升和积累形成的一个对生命的优势，这样的人才能称为真正的健康人。到了这个状态，连感冒都很稀有，至于癌症、肿瘤之类，那是更谈不上的。高血压等，这些常见的很恐怖的病，跟你也没有关系。这个丹的形成，古人讲聚则成形，散则成气（氣）。它聚起来，看着好像一粒粟。一粒粟就是植物的那个颗粒，粟米就那么小，一点点。真正你能内视看到这个物质的结构形成的时候，哎呀，比一粒粟还小呢，就是香头那么大，所以密宗把它叫作明点。生命的最高能量，在我们人体内的存放量就是一个明点，就是天上的星星一样，它储存在下丹田。在其他散落层都没下丹田的密度高，所以这叫作一粒粟。一粒粟里藏世界，这是生命的另一个升华过程形成的。一粒粟的形成，它不仅是我们体内不断加工的集结，这是一粒粟的自我形成，从中国大的阴阳的角度来讲，它还是单相电。尽管我们体内也有阴阳，不断地碰撞摩擦，像化学反应一样，形成了这一粒粟的高度集中，这就叫作结丹。实质这还不能称为真正的结丹，你不小心，它还会流失的。真正的结丹，是我们从这个肉体里生出了第二生命的成立。这一个丹的真正结成，必须有一次天人合一的交合，天体的生命之光，来给你的体内的生命之光做一次碰撞。真正的灌顶，是天上直接下来给你灌。灌的时候，跟你生命的最精微的能量碰撞，因为它都是光的状态。照的是你的道场，人光、阳光、月光相照，都吞进你的体内，真是气吞山河啊。这个时候，通过这一次宏伟的生命灌顶，古人称作天人合一，真正的天人合一，生命之光的合一。你的个体生命之光跟天体大生命之光的融合，才能形成真正的生命，古人称之为圣胎，我们现在可以称作第二生命。第二生命是光的状态，不像我们这个肉体是形质的状态，道家把这个结丹的过程称作十月怀胎。

女人生孩子，大家都知道，从下边生。那男人"生孩子"从哪里生呢？男人怀胎，怀了天胎，也称作圣胎、圣婴。这个怀胎在你的养育之中，它会从下丹田，逐步地顺着中脉往上走。在中脉这条路上不断往上走的过程，有好多好多宏伟神奇的现象出现，所以，这就叫作神圣的胎儿。它在下边停留的时间很长，但每一个人是不一样的，养胎过程每个人不一样。人们叫作十月怀胎，三年哺乳，但每一个人是不一样的，有的人就很快，几十天就可以完成，有的人就得几年。这个圣胎，特别是它走到在这一节，古人把它叫作黄庭，也叫中宫，跟脾胃以下，下丹田到脾胃这个状态，在这里一段停留时间长得很。它经常会上来、下去，上来下去，经常在这里活跃。一个男人，很像女人怀胎，肚子一会儿鼓起来，一会儿顶起来多高，一会儿回去了。你弯个腰，不小心把你肠子都拧住了，疼得喘不过气了，所以要谨慎地呵护它。它最终上来，到这个胃以上，也就是膻中以下胃以上，这个部位叫作心窝子，有一个非常伟大的景象出现。过去农村人经常胃疼，叫作心口疼。心脏在左边、左上方，为什么这中间部位是心口而称心口疼呢？其实心脏在左边，心的脉络在中间。当一个能量高度结晶的光团，提升到这个心窝子的位置的时候，会打开心脉。心脉打开以后有一个壮观的景象，就是心花怒放。咦，你突然会睁着眼睛，或者闭着眼睛，你睁着眼睛都能看到。你心口，首先是一个含苞未放的莲花骨朵，很鲜艳，就像真实的一样，很鲜艳的莲花骨朵。它是慢镜头，慢慢地开放。哎呀，真正是心花怒放，一个莲花骨朵怒放开了，就在你的心窝子、胸口这个部位。那个幸福感，那个舒服感，那个美妙的心身合一的感受啊，难以用言语表达。这时候不一定你是打坐，说不定你在走路，说不定你在陪人说话，说不定你在工作，它不一定出现在你打坐的时候。你照样做你的事，一点不影响。你会享受在其中，你的身心会享受在其中。古人叫心脉打开，你的性格彻底变了。你的人生观、你的情绪都变了，你永远是愉悦的、快乐的。忧愁好像跟你没有关系了，你再不会那么小气，斤斤计较。你的性格彻底会自动地转化、转变了，人格都转变，整个转变。

当合上以后啊，它再慢慢地继续往上走。到喉轮的打开，有一个优势，首先你就得到的什么呢？你的说话啊，人人喜欢听。因为你将这喉轮打开，说的都是心里话。心里话，怎么说？你没那个感受，你不知道，你以为你说的是心里话。那个心里话是一种感受，一种体验。你整天体验你在说心里话的状态，所以很开心。你的笑容，你的说话，都是更加真诚而单纯。所以这时候你才是活在自在的世界里，自在的人生境界。这时候你才会体验到什么叫富贵，富贵不是物质很多，富贵永远是满足的，心里永远是喜悦和满足的。喜悦充满了你，这才叫富贵。有的人几辈子钱都花不完，你问他富贵吗？他心里非常贫穷，他永远要，没有止境。心灵在贫穷，还是个心灵的乞丐，在这个时候你会体验到富贵。你觉得我们需要的并不多，想要的太多，你才不跟上别人去想要，活在想要里，你这时候就会安分守己，活在自然的需要里。一点就够了，我们生命需要的是很少的，一点就饱满。所以你活在富贵中，别人无法理解的。那你奋斗不奋斗？照样奋斗，照样还为别人奋斗。那时候你的心自然是大部分为别人的，为自己的很少了，很稀有了。你为别人的同时会觉得，咦，为了别人，别人都为你，你这时候才知道公和私的关系，为别人就是为自己，你会感受到那样更大的人生的喜悦，所以你真心乐于付出。你就体验到了付出的真理，不是听听而已。你体验到了那个付出的乐趣，这一块人体的结构改变了，我把它叫虚态结构改变了，会发生这样巨大的生命的转变。再往上走，从头顶打开的时候啊，那才是真正的"一粒粟中藏世界"出现了，头顶打开。那头顶啊，古人叫天门，把百会叫天门，真是两扇天门啊。天门啪地横向打开，横空出世啊。那个生命的高级能量，这个光体啊，古人叫圆坨坨、活泼泼。你生命的自由度无边无际，自由自在的景象会出现它在浩瀚的宇宙里任你游荡，《黄帝内经·上古天真论》说是"游行于天地之间"。你想，你这时候发现了，我们的生命的提升是无止境的。我们不要停留在生命吃饱穿暖这个阶层，人人都在提高生命的品质，在哪里提高？认为吃得好、喝得好就是提高，那是不知道生命丰富的景象，真正的提升是天人合一的状态。当这个再收回来的时候啊，那个天门会自动关上，你从此头顶打开。这时候你生理的修炼彻底完成了，第二次生命彻底成立了，第二生命就是光体的生命成立了。

那么这个圣胎，是不是还有自我意识呢？对，这时候它的自我意识还没有消亡，它还一样跟我们人有自我，但比我们人的自我意识要淡得多，这时候你才真正会体验到修心的重要性，所以这时候就转化到重点是修行了。你的心灵的建设，跟它的关系非常密切。修行与修炼，是同一个目标的两个不同阶段，所以讲"众善奉行，诸恶莫作"。哎呀，这个时候特别重要，因为你一个念头，跟另一个高级生命体都息息相关，所以这个时候不用别人说，你自己知道修心理行为的重要性。修行指的主要是心理行为，你的起心动念。因为我们肉体还存在好多个体欲望的习性，还没有彻底磨灭。虽然大大地降低了，但是没有彻底磨灭。所以就在起心动念上，你都要觉察、觉悟、觉醒。念头有没有不好的起来？照样有。但你要时刻提着觉性，不让它变成事实，这是我对修行的认知。

第一步修行的，这就叫观念头。观念头，并不是说你就不起个不好的念头，照样起，但你可以掌控它，你不执行它，这才是进入修行，才把我们的习性慢慢地不断地磨炼、磨炼。这个"一粒粟中藏世界"，这个它还回来，还得一段养育啊。它还有出、有入，又出去，这属于道家炼神的阶段。有出有入，有时候回来，有时候又出去啦，不断地训练，出入。在出入的阶段，练熟练，达到了非常成熟的阶段。彻底跟你的肉体分开，是两个生命体。现在的高级照相机可以拍摄到它。所以有一个公案上讲，一个徒弟跟了师傅，问师傅："师傅，师傅，月亮圆了怎么办？"师傅说天天都是好日子。这时候你才能成为一个自在人，天天都是好日子，天天活在喜悦富贵里。那么你头顶上一定有一轮明月出现，肉眼是不可见的。一个生命体的另一个光体生命，像一轮明月，永远在你头上照耀。不光照耀你自己，还照耀别人，它是普照的。啊，这就是生命结构的另一个境界、另一个世界，它会跨入另一个生命世界，更加提升。

还有没有更高的呢？这只是形体到光体，欲界到色界的一个修炼过程，一个生命的升华过程。这时候呢，你若继续修炼下去，会出现转型，偶然会出现两个你，一模一样。跟你这个形体的你一模一样，也是一个形体，咦，你们两个还能对面看着笑。跟你跟另一个人相对一笑，一模一样，而且是你怎么笑他也怎么笑。

两个形体，有时候他在上部，有时候他在前面，有时候他在后面。但哪个是你，你都分不清。这个形体啊，不断地会生，这是第一次出现了形体的变异、变化、升华。以后这个形体还会变多，会不断地生，还在生形体，无数个化身会出现。这个时候你才有资格到无色界，向无色界探索生命的另一个世界。

"千江有水千江月，万里无云万里天"，这个境界指大脑开的一个状态。我们的大脑，人体的经脉、窍道最难开的、最后开的就是我们的大脑。我们不要认为气走在头上了，怎么样，那个还差得远，跟脑的打开还差得远。大脑都打开，是一个非常剧烈的过程。我们的能量体进入大脑的时候啊！哎呀，那真是像一根棍子在搅脑浆的感受一样。拿一根棍子搅你的脑浆，你想象是什么感受，头疼欲裂的状态。当处于这个状态时，你只要从容自在，没有惊慌——我的感受就是，到这时候就睡觉，最好的方法就是睡觉。不管它，把心灵与肉体分开，随便肉体怎么折腾，但是很快它就超越了。如果你越恐惧、越害怕、越抗拒，这关越难过。如果你不管它，你放弃了，把心灵拿开。很快，一两个小时就过去了。那个过去以后啊，"千江有水千江月，万里无云万里天"的景象才会实现。你会真正感悟到这句话的魅力，你的头脑从此永远是晴天，再没有阴天或者懵懵懂懂、糊里糊涂，真正是清清明明，你这时候才能觉得自己是一个明白人。这是生理的最后一道关口，过了。这时候，你才会觉得你活着才是一个明白人。一切都很明白，看问题一下就看透了。看明白了，心里就很简单，就明白了。明白就是明白了，没有那么拖泥带水，也不需要好多逻辑。逻辑到你那里是不习惯了，一下就明白了。我称那个阶段为"活成一个明白人了"。这就是"一粒粟中藏世界"的整个结构过程和演练过程，是我们生命的升华，由肉体、形体升华到光体的一个过程。

第三章

生命提升工程中必然出现的景象

中医的任督二脉、十二经络，在生理上是一个非常科学的系统，它与生命能量的二次加工是非常真实的现象，是确实存在的。真正的督脉打通，是极少数人的事情，其实还不是极少，是极少极少数人。真正的督脉打通，有一个伟大的景象出现。

前面讲了中脉，下来要讲督脉。跟《黄帝内经》结合起来，跳出宗教，这样就很科学。

其实前面讲的是中脉开的一个状态，一条必经之路。大部分人中脉开的过程，都是跟任脉一起开的。分不清哪是中脉还是任脉，它们离得很近，都是从下边开始。从下边往上走，从下边往上通，才是真正的开。现在我又补上这个督脉开的现象。

中医的任督二脉、十二经络，在生理上是一个非常科学的系统，它是很现实的。它与生命能量的二次加工，是非常真实的现象，不是人为想象出来的，是确实存在的。那么我们来讲讲这个督脉怎么开，这与《内经图》下边的一首诗有关系。这一首七绝是："复复连连步步周，机关拨转水倒流。万丈深潭应见底，甘泉涌起南山头。"

这首诗说的是生理能量提升的一个基础工程。前面我们讲了三息法——鼻息、脐息、全息，通过能量、毛孔的横向纵向、纵横交错的摩擦加工，得到能量的高度集中以后，它会自动化启动的。中国人叫真气（炁）、元气（炁）启动，印度人叫拙火启动。这个发动以前，一定首先要打通督脉。我们平常讲，打通任督，那个气（氣）只是在皮层的运行，这样的情况特别多。真正的督脉打通，是极少数人的事情，其实还不是极少，是极少极少数人。真正的督脉打通，有一个伟大的景象出现。真正的督脉打通以前，你的丹田会自动动起来。这时候不管你干什么，它不一定在打坐时候——你修炼的那个阶段，它是突然在你生活中，成熟的机缘到了。机会到了，它就动起来。首先它动起来，咦，你肚子就顶起来，它在肚子里面动来动去，这时候你的第一次内视就会出现。你往体内一看，哟，有一道光，真正的丹田那个点上，会出洞。印度人把那叫灵蛇，它就在那一个点子上，生命的那一个叫作丹田的点上，源源不断地出洞，像银蛇出洞一样，一股白色的光流，在腰部系裤带的这一圈的带脉上，悠悠荡荡地循环，在这儿转来转去。因为它是光的状态，所以你的内视啊，第一次会出现，会看见这个景象出现。它悠悠荡荡地转，源源不断地出。这一条像银蛇一样的光流，在带脉上运转。这时候看到的下腹部，就不是一个下腹部，简直是一个非常庞大的世界一样。在这个运行过程中突然一下，这个蛇头，一头扎到海底去，海底就是会阴。扎到海底，扭头一扭，就过去了。到尾闾，就尾巴骨，我们尾巴骨、骶骨，这个地方有几个门很重要，我们中国人把它叫作八髎穴。这个八髎跟我们的健康、寿命，也与性生活关系非常密切。我们的脊髓的流失，都是往下行，通过性生活往下行。所以八髎，古人把它称作鬼门关、地狱之门，消耗你生命能量的一个门；但是你逆从阴阳的时候，还是要从这个门。这条银蛇出洞以后，到八髎到骶骨。咦，八髎，它这么一股粗的银蛇，变成了八股，嗖、嗖、嗖、像闪电一样，整个八股银白色的光流啊，从八髎进入我们的椎管，从椎管又合成一股，就像银白色的光柱一样，从督脉上就是椎管。这时候的督脉不是表皮上一点脉络，而就是椎管，那里面是脊髓！

就从那个椎管，就是这个管道，像水银柱子一样，冉冉上升。据说有的人是分多次才能冲过的，我是一次冲过，一次完成。那一个银蛇形的光流，走在这个椎管里，那个景象、那种感受幸福无比，没有办法用语言形容那种幸福感。它冉冉升起，一直升到哪里？有的人据说到了后背这个夹脊关部位，过不去的，有人得多次才能冲过。初开的人都是多次冲过的，我那是一次通过，一直到玉枕。其实这里讲的玉枕，不是真正的玉枕这个穴，其实玉枕准确的关口就是风府穴，颅骨下缘，跟颈椎的间隙之间的这个空当。从这儿就进了颅腔，这个光流的光柱子，银蛇一进入这个颅腔，突然有一个大爆炸，"啪"一下就散开了，就像我们经常看的礼花一样。哗，千条万条的礼花爆炸了，点点银白，一下整个覆盖了你的大脑，大脑里面全是清凉无比。温热感全部转入了清凉的感受，清凉无比。洗刷你的每一个脑细胞，那时候看到脑袋是一个世界。不是一个区区的脑袋，简直是一个苍穹的世界一样。这个洗刷你每一个脑细胞的同时，哗，下降，真是叫沐浴，你的脸上就像无数的水珠子，变成了水，那个光就变成了水。水珠子，劈头盖脑地灌下来，我们叫作甘露，甘甜的雨露。劈头盖脑地灌下来，满口都变成了水——津液，甘甜的津液，叫醍醐灌顶，那句话你就会享受到。

什么叫沐浴？真正的沐浴不是用水从外表给你冲一冲，那是内在的、清凉的那种最干净的生命之水的陶冶、洗涤，一下从大脑洗下来，到口里，变成了液体，金津玉液，大口大口地咽。这口没咽完，那口又下来，你就一口再一口地咕咚、咕咚地往下咽，久久地咽下去，最后又落入丹田。只要有一次这样的景象出现，那么中医上讲的后顶穴就打开了。后顶是什么地方呢？我们的骨头，颅骨啊，后边是一片，这两边两片，有三片骨头形成。这三片的骨头形成的交会点，即三角的交会点就叫作后顶、后顶穴，有的叫后囟门。后顶穴打开，从此以后，这个督脉上会有一个无形的、光体形成的柱子，直接从后顶打开，直通外空间，我们肉体的外空间。你会每天能感受到，就像头顶上一根天线一样，延伸至外空间。无穷高，有多高，永远不知道，反正它就像风一样摆来摆去的；就像报话机上的天线样摆来摆去。

在《内经图》上把那个地方画了一座最高的山，因为古代人没有电子设备，只能拿山来比喻。山，是世界上最高的地方，所以他就用那一座巨峰顶的山来比喻实质则类似于现在的天线，延伸至外空间。这时候，你的头脑的逻辑就用得很少了。有好多问题，你遇到问题，我们叫作智慧。你逻辑在不在？还在。它是智性，后天智。那个好多问题来了，咦，一问你一思考。那个不是思考，别人是思考，以前你也是用思考。这时候呢，你那个天线就在外空间这个大屏幕上搜索资料，很象"百度"状态。那个飞跃式运算速度非常快，很快就搜索到答案。你脑子就知道，你就知道怎样回答。有时候回答别人的问题的时候，有一个景象，你就觉得没有通过头脑，嘴很像一个喇叭播放。那个资料从哪里来？从空间来。你开始你不知道这个资料从哪里来，因为头脑没想。但是你说话说得很精准，说得对方很满意，连你自己都觉得："咦，我怎么能说出这样好的话呢？"以前用头脑的习性啊，老是要通过头脑思考以后才说出来。这时候呢，头脑是旁观者，没有用头脑，而且说的话比用头脑还好，你会寻找那个播音员在哪里。哎呀，你去探寻，用心灵去探寻，到处探寻，找不到播音员。但是他的信息，确实告诉你都是真实的信息、精确的信息、使人满意的信息，大概这就叫作智慧吧。但是头脑起作用不？还清清明明在起作用，这大概就说你进入智慧状态。所以，你掌握了这个状态，那你处理的事情就很简单了，每一次遇到事情，就进入这种状态。这种状态用什么名词去定义呢？最好、最恰当的名词，就是"觉"，觉悟的"觉"。遇到问题就进入"觉"的状态、"百度"状态，相应的解决问题的方法就自动出来了。这大概就叫智慧吧，智慧是生出来的，不是我们想出来的。所以你就习惯了，用另一种方式活着。你很少用头脑，所以压力就很小。我们用头脑的人，压力都很大。一个不用头脑的人，那是多么轻松啊。那种轻松感，就应该称作自在吧！天天处于自在的状态，都有肉体存在，但是他的活法跟你的活法不一样。你的压力就很大，你的烦恼就很多。一个问题下来，绞尽脑汁，苦思冥想，下一个问题怎么解决？多得很，他几乎没问题，来一个问题，啪，就解决了。哈哈，这时候就叫自在了。有了问题就解决问题，没有问题他也不找问题，没必要找问题。不要无事找事，无是生非，你就处在一种自在的活法。

所以真正的通是督脉的打开，然后才逐步有头顶上中脉的打开。这时候中脉、督脉这些天线都打开了，你的人很像一个苹果。那个苹果的蒂，在天上挂着。这时候可能你可以称作"天之子"，是天生的子。你总有一个根是跟天连在一起。大概就可以称作"和上"。哎呀，跟天上和上了，这"和上"这名字是跟上面合上了，它是人的生命升华的一个必然的现象、必然途径。这就是我们人的任督脉、中脉打通的真实现象。好多人把它宗教化了，就会走在那一个迷信的圈子里。实质它都是很真实的，在生命工程的提升过程中必然出现的现象，没有什么多么神秘的色彩。人人可以做到，只要你肯下功夫。

接着"一粒粟中藏世界"下来讲，第四句是"半升铛内煮山川"。

"半升铛内煮山川"，跟前面有连贯性的。我的体验，半升铛指的是我们的小腹。小腹这个形状很像一个小锅，现在的锅是平底锅，过去的锅都是尖底锅。万水千山的生命能量，通过呼吸，给它动力，它最后流注，都是落在这个小腹、这个小锅锅里。在这个小锅锅里进行纯炼、加工，都储存在这里，进行保养、加工，所以这就是"半升铛内煮山川"。

山川指的是全身的骨骼、肌肉、脏腑，各地方的能量都汇聚在这里。说山川指的这个意思，所以《内经图》上画的都是山水，以山水来形容人体内的这个结构，"半升铛内煮山川"就是这个意思，很简单。它包括了人体的臀部，不要忽视人体的臀部，臀部都包含在半升铛内的范畴。肚脐以下和臀部都包含着，这是一个完整的结构。

再下来是"白头老子眉垂地"。白头老子，是中国道教的始祖，所以他是我们中国人的一个很骄傲的圣者，他老人家对中国的文化有一个里程碑的总结。

中国的文化首先是建立在《易经》的基础上，《易经》介绍了文化的生命、生命外在环境、连接状态规律等等。《黄帝内经》讲了生命的内在环境，内在的虚态世界的空间怎么结构、怎么运作的规律，而老子把外在和内在结合起来讲。《道德经》，一会儿说生命的内在，一会儿说生命的外在，用外在来比喻内在，用内在来比喻外在。他有时候拿国家的治理，拿外在的环境，比喻生命的内在规律。有时候，以内在来比喻外在的规律。他把整个世界看成了一个伸缩自如的生命体，自由度很大的生命体。更加灵活地讲，叫生命的与内在自然界和外在自然界的连接规律，而我们完全可以自主，中国的道教就建立在他的学说上。所以我们的传统文化是非常科学的，一直建立在天人合一的状态，很科学，很实际。那时候没有电子化、没有机械化，只有生命化。

从古到今的人，一直在用生命探索生命。现代人多了电子化和机械化，特别是电子化发达，所以对生命的探索，忽视了这个"生命化"的途径。其实，用生命探索生命的途径，不假借任何外在工具，成本非常低，人人可以做到。电子化成本非常高，只有个别人可以做，不可以普及的。现代人也完全可以效仿古人的方法，这些方法并不神秘，可以普及，但是很少人去做。"白头老子眉垂地"，是对他老人家的敬礼，他是中国人生命观、宇宙观的典范。

下面一句，叫"碧眼胡僧手托天"。碧眼胡僧指的是佛教僧人，"胡"是从外来的、从西边来的，所以叫胡僧。你要搞生命的升华，这是一条必然的路。再是胡僧画在嘴里面，也代表着舌头抵上颚。上颚是天，舌头下边是地，所以用这个形象的比喻，说的就是任督二脉的接通。

最后一句说"若向此玄玄会得"。这两个"玄"在古典的《内经图》上写法是不一样的。文字意思都是玄，但写法不同。一个指上玄，一个指下玄，就是指我们的内在的天地和外在的天地的连接状态，也就是说，都要通过天地这个阴阳的相交，用现在的话，可以比喻说是天和地的化学反应。要形成物质的转变，生命物质的转化，才能起到生命的升华，所以两个"玄"，指的是天地的相交。"若向此玄玄会得"，天地之间我们内在的天地之间有玄妙的、不为人知的那一部分力量存在。而且这两个力量既相同，又不同，它俩结合起来会产生第三种力量，第三种生命之外的生命的产生。"若向此玄玄会得"，你掌握了"玄玄"的相会方法。此"玄玄"外再无玄。你探索生命的课题就很简单了，再没有什么玄妙的。很简单一条方法、途径很明确地摆在你眼前，这就是《内经图》的方法论，跟《黄帝内经》息息相关的那一部分内容。《黄帝内经》上提到了课题，就是像考试一样，给学生这个考题，但是课本不在《黄帝内经》，在《内经图》里边。你通过《内经图》的学习，体验式的学习，你才有资格去参加真人、至人、圣人、贤人的考试，你才有资格成为一个考生，否则你就是凡夫俗子。

补充一句，"复复连连步步周"有一个很神秘的练法，这就是我刚才介绍了它跟督脉的关系，实质它有一个炼精、生精、化精的关系。那里边有另一套细微的方法，就是我们的生育之精，那是另一个课题了。

第四章

重视自家的这座灵山

"仙"字，由"人"字和"山"字组成。人上山就可成仙，人们以为上山就上那个石头山，其实人住山，主要住的是我们形体这个肉体的灵山。这个灵山是真正的灵山，丢弃了自身的、自家的这个灵性的山，你就很难成仙，这是一个生命的方向问题。

前面讲了一首七律，一首七绝，现在我们再来看另一首诗，第一句是"我家专种自家田"。

这一首诗是前面两首诗介绍的方法论的大概括，也就是全面的概括。"我家专种自家田"，说的就是让我们的心灵回归到自己的形体里边来，在这里面耕耘。用心在形体里边这一块田地里耕耘，而不是一味往外求。

怎样耕耘呢？它前面那两首诗已经告诉了我们方法，就是用心和呼吸结合起来，跟形体三个合起来耕耘。形体就像田一样，呼吸就像那一头老黄牛，那个心灵就是赶老黄牛的那个人。这三家合一，在体内耕耘，在对生命这片田地进行的细细耕耘过程中育苗。用我们现在的话讲，就叫加工。我们身体里是一个生命的加工厂，我们不仅为这一辈子身体的使用，而且为将来生命的升华，更长远地使用这片土地耕耘。这就是"专种"，要专一，把心专下来，别无杂念，回归到这一片田地里来，细细地耕耘，是我家专种自家田。这个我，指的是心灵。专种就是心灵要专一，自家田，又是我，自家又是我，但它又指的是自家田是这个形体。

第二句是"内有灵苗活万年"。在这个自家的田里，辛勤的耕耘过程，干什么呢？里边有一个生命的灵苗，会加工出来。加工成为一个灵苗，这个灵苗可以活到一万年，万年只是一个形容词，至于多少年说不清。那个灵苗比我们形体生命要长得多，由我们形体生命上培养一个活万年的另一个生命体，这个就称作灵苗，这个灵苗可以超越这个形体生命无数倍。这个灵体的特性，不是走，而是飞。这就是我们的祖先，发现了生命的另一个奥秘。

在本体的这一个形体生命上，用现代的名词讲，发现了它可以加工出一个超越形体生命无数倍的色体生命。那个色体，他说"花是黄金色不异"，花就像黄金一样。黄金是最值钱的东西，那一朵花开了，比黄金还要值钱。它提到了生命会开花，生命既然会开花，就会结果，所以它又和植物是一样的，能开花就能结果，就像我们用形体生命夫妻相交，结出第二代人一样。而这一个生命的第二代，不是靠外在的形体夫妻，中国人把它称作本体夫妻。本体夫妻就是阴阳的范畴，又由内在的阴阳碰撞、结合，提炼出像黄金一样的花，会开。花开了，色不异。色就是也很像我们眼睛看见的色彩一样，但是这个一样，又有不一样。它这个色呢，肉眼是很难见的，普通人的肉眼看不见的。只有心眼开的人能看到这种色彩，也是色也是光，但是普通人的肉眼是不可见的。它这里指的色不异，就是这个原理。色不异，而又异，异又不异，它就讲了这个原理。

佛家等认为，最圣洁的花就是莲花。我们体内会达到一定的生命能量，蒂结的时候，体内就像自动会开莲花，所以用莲花来形容圣洁。好多人没有见到体内真实的莲花开，以为那是形容，其实那是真实的，不是想象、观想出来的。自然会开莲花，很像我们看到的莲花，形状一模一样，但比那个颜色更加鲜艳、更加好看。说那是用生命开的花，非常的圣洁，所以说"花是黄金色不异"，就那么一朵花开了，如此的宝贵。因为社会上过去的价值观就是，黄金是最值钱的，所以它用那个最值钱的来比喻那一朵花的价值。

下一句叫"籽如玉粒果皆圆"。通过前两首诗的方法的加工，在体内气脉精、气（氣）、神的加工。不但会开花，还会结果，这个果是他的第二生命，像儿子一样，所以叫作籽。就像植物生的第二代，那么人在本体里也会生出第二代生命，但普通人不会这个方法，没有走进生命的深层，就不能这样生出第二代，只能靠夫妻之间加工出形体的第二代的生命。

走向了我们本体，自身、自家里边会加工出第二代生命，第二代生命籽如玉粒，开始这个种子怀了胎，就像一颗圆润美丽的玉一样。玉是人世间最宝贵的宝，圆润美丽。胎开始也是如此，圆润而美丽。其实它是光态，生命之光的高度蒂结。果皆圆，它是圆坨坨、圆溜溜。子如玉粒，开始是很小很小的，就像前面讲的"一粒粟中藏世界"。一粒粟是很小很小的米粒，粟就相似于小米，是稻谷的一个品种。它的颗粒就那么大，"子如玉粒果皆圆"。它的成果是圆坨坨的，圆润的，像月亮一样。

从我们这个形体里，会提炼出一个生命的光体。这个光体的生命力，寿命就比这个形体耐用得多，它可以耐用好久好久。它的耐用性达到了什么呢？古人在书上记载得很清楚，在水里淹不死，在火里烧不死，它可以达到这样的生命状态。我们这个形体啊，摔一跤都会骨折。而那个呢，你搁到火里、大熔炉里熔炼，都烧不坏，像孙悟空一样。说孙悟空就形象了，到水里它淹不死，可以任其自如。这个墙壁、这些物质，对它都毫无挂碍，它说过去就过去了。它的自由空间比我们形体的自由空间要大得多，所以它的世界就比我们这个形体世界要大得多。它可以在墙壁里自由地穿入、穿越，还可以在我们形体里自由穿越，骨骼脏腑对它毫无挂碍。必须有这个生命的产物，你才能有神通，出神入化。道家把这个阶段叫作炼神阶段，道家有几个阶段，炼精化气，炼气化神，炼神还虚，这就是炼神的阶段。

它回过头又讲，总结前面的经验，这个生命体怎么产生呢？"栽培全赖中宫土"。这个栽培，第一个条件需要中宫的土。用中医的话来讲，中宫土是脾胃。那么脾胃会产生后天能量，脾胃是后天能量的加工厂。而中医对脾脏的另一个说法，脾主意。心意，心跟意，脾脏跟意关系密切。要用起心动念，要用我们后天的念头参与。先天的心、后天的意，来参与、加工，这个后天的精。所以它叫栽培全赖中宫土，这是第一个条件。

"灌溉须凭上谷泉"，也就是前边讲过的我们的形体里边气压和水压的问题。用现代语言来讲，就是我们自主的改变，我们形体里面的生命的两个必需品——水与气。水压和气压是生命的活力。我们要主动地靠我们的心意，主持我们的生理内在的水压和气压的升降问题。通过一升一降、一出一入，这些生命的水压、气压的各种变化的提炼，才能有这个"子如玉粒果皆圆"这个成果，就这样简单。

"功课一朝成大道"，只要你天天下工夫，花时间在内在做这样的功夫，终有一天会成大道的。这个大道就指的是生命的大空间，就是前面我们讲过的跳出了形体，进入色体，进入生命的大空间。生命的大空间就称作大道，道路更宽广，活动空间更广泛。

"逍遥陆地作蓬仙"，中国人呢，过去的生命的高级境界就叫作神仙，仙比神的等级还高呢，仙是神的上级。用这样的功夫终究做到了，你的生命世界越来越宽广。所以你的逍遥、自由度就更加广泛，更加自由，空间更加大。这些生命的升华，就称作蓬仙。蓬莱就有神仙在那里，就讨论神仙的事情，神仙的生活规律。

中国文字写得很好，"仙"字，由"人"字和"山"字组成。人上山就可成仙，人们以为上山就上那个石头山，喜马拉雅山，各种土山，住在山里，就认为那个山就是住山，就可以成仙。事实那里的环境优雅、环境安静，有利于做功课。但是它这里主要的仙的成分，人住山，主要住的我们形体这个肉体的灵山，这个灵山是真正的灵山。但是人们在理解上没有得到彻底的理解，老以为住在那个石头山，那个山上面就可以成仙。往往你在执着的那个形状的山，丢弃了这个灵性的山，自身的、自家的这个灵性的山，你就很难成仙。这是一个生命的方向问题，你选择了外在的形山，忘记了这个心，忘记了我们肉体的形山，那你就丢了西瓜，抓了芝麻，永远成不了仙，这就是这一首诗的基本概括的内容。

第五章

注意咽喉处

我把注意力一直放到咽喉处寻找，总觉得不得力。最后通过《内经图》的启发，一下找到了落地点，非常得力。生理的、内在的、后天的能量，潮起云涌，自然动起来了。这时候你不得不由衷地对我们的祖先敬仰，他们对生命的认知，远远超越了我们这一代人。

《内经图》上边还有一首诗即"法藏云、慈氏云"。慈氏、法藏，都是佛家的名号。所以，佛家也在赞美这张图的生命价值。首先是法藏云，法藏说什么？他怎么赞美的？"绀目澄清四大海，白毫宛转至须弥。"慈氏云："眉间常放白毫光，能灭众生转轮苦。"这四句话，用不同的表达，针对生命做了总结。

"绀目澄清四大海"，这个"绀目"指的是心眼，心的眼睛。这个心的眼睛澄清以后，就能看清四大海，能看那么远、那么大。心的眼睛要在身体里边，不断地摩擦，才能亮，才能看得大。没有通过身体的摩擦，我们发现不了心的眼睛，不能把心的眼睛擦亮。怎样擦亮呢？"白毫宛转至须弥"，白毫就指的白毫光。生命之光——你看它这个又提升了一个等级，不是我们的能量，不是你的精了。你的后天之精是气（氣）的状态，它直接跟你说的是光的状态。生命之光是先天状态——天人合一的状态，那个成分是光的状态。这个白毫在我们的形体里边宛转曲折地通过，反复地转动。"至须弥"，须弥山最高。人体的须弥山头顶，从脚上转到头上，不断地运转。至须弥，讲了这个加工过程，也是概括地说了我们形体的这张图纸——生命工程图，他很认同这个生命加工的过程，这个施工图就应该是这样。

下面讲到"眉间常放白毫光"。大家都听过，都看过佛经，佛经上记载佛说法的时候，会眉间放毫光。他跟其他老师讲课不一样，他一进入课堂，没说话，首先眉间放毫光。光先把大家照一遍，毫光把大家照一遍。那个毫光是什么呢？是生命之光，我们中国人称作神光。佛家，称作智慧之光，也称作性光，指的都是那个。名词不同，指的物质都是那个。有了那个光，就会有智慧。

这个毫光还有什么作用呢？能灭众生转轮苦。我们众生达不到这个毫光的状态，就永远在六道轮回中，永远在苦海里挣扎，跳不出苦海。如果有了这个生命的毫光，那你就进入生命的另一个世界。这就是，法藏和慈氏，对这幅《内经图》的赞美，对生命工程的必经之路的认同。

这幅《内经图》非常神秘，其实再神秘，都是我们的自身、生命的本体。再神秘，都是我们认识自己的一个过程。这幅图里边，除了前面这几首诗的讲解以外，还有好多零散的字句。它不仅有零散的字句，还有些没有标识文字的图画、图形，都有它深刻的含义。超越语言和文字的东西，都用图画来表示。还有这么神秘的东西，我们不仅看了这个文字的解释，以为就把这张图全部看懂了，还没有彻底懂。还有好多的图画的位置，这个画法，它代表什么？它更有一层更加神秘的东西，我们现在还继续解释文字。

大部分这些文字，都在胸部和头部以上，下部就很少了。

从上边开始，从头顶上的，巨峰顶、升阳府、九峰山、延寿，这些标志，说明了生命升华的必经之路，生命最终从头顶上会升华。所以这张图的顶部，全用山向空间延伸。就是那个头顶上的无形的山，出现以后，你整天就有一种被提拔的感受。

这个前边我已经讲过了，巨峰顶是第一个延伸向外空间的天线，也就是第一个提拔的线路。再接着，你继续修炼，会不断地向头顶、百会的前方延伸，头顶逐步地打开。向外空间延伸的天线越来越多，所以每一个地方它都给你标识了、起了名称。升阳府、九峰山，这些都在提拔的名称范畴之内。还有郁罗灵台，郁罗灵台就在巨峰顶的那一个部位。

我在医疗过程中发现好多人，医学上叫作后顶穴。一摸那儿，那儿就是个窝窝，我给那个地方起个名字叫聪明穴。那一个窝窝开的人，西医认为那人发育不良，没有闭合，不好。但是啊，用东方文化解释，用我的体验，认为那是一个绝好的开关，他与天相接的门。那扇门没有关，那个窗口没有关。凡是这一个穴位没有关闭的人，有一个特点，我说这叫聪明人。聪明，不是瞎聪明，不是小聪明，而是再复杂的问题，他很快能抓到问题的核心，把那个核心的把柄牢牢地掌握。他不在乎你旁边那么的复杂，跟他没关系，这是这种人的特性。这种人，在早期啊，上学的时候，一听就懂，在课堂上老师一讲就懂，学习上都很优秀。他学习并不需要下死功夫，他一听就明白，不需要死记硬背。你的考试题怎么变，都迷惑不了他。因为他明白，自己不是靠死记硬背学会的，而是彻底心里明白了那个规律。所以这些孩子呀，学习都很好，平时很贪玩，考试都是尖子。好多学生啊，都向他学习，不知道他的奥秘。他的奥秘，并不是你那种死学的方法，他是用灵性的学习方法。他的灵性，跟老师的灵动，很容易碰撞。叫我说，他们的脑子啊，不是学习，是复印。老师的智慧，是向他的心田那一片白纸上复印，他毫不费力就学会，这是这种人的特性。这种人，女性偏多。但是有一个特性，如果没有《内经图》辅导的后天的修炼，她在四十岁左右的时候，这个穴位内在就会封闭了。一摸骨头的形状，那个门还开着，但实质内在关闭了。因为她的内在的生命能量消耗得过快，那个内在没有能量的供养。这个门关闭了，就不灵了。不灵了，反倒有一个副作用，记忆力减退，早期就是记忆力减退。记得清清的，忘得净净的，有这样的特点。我发现好多女性有聪明穴，到中年不聪明了，就是她没有做生命能量的加工。这个开关自动关闭了，跟天接不上了。可惜了，她不知道生命的另一个加工系统。

再来看升阳府、九峰山这一带，就是百会这一部分。有的人，也有个骨头形成一个窝窝、坑坑。这样的人，我发现有个先天的特性，福报很大。一辈子遇到事情，是有惊无险。看着这个事情不得了，就来一个人帮他。哎，就不了了之，就过了。福报很大，总有贵人相助。我在医疗实践中考察和验证了好多人，一问他这个，都会证明他有这个特点。所以生理现象，和天、地的融合，关系是非常密切的。我们的长相，我们的生理结构，没有一模一样的。所以你跟天地的对接，都是有差异的，所以叫作百人百性啊。

再下来，讲到了玉真关。玉真关这个位置非常重要！它是我们生命升华的三岔路口。玉真关，跟玉枕不是一个含义。人们一听提到玉枕，就以为是枕枕头这一块骨头，是不对的。玉真，玉是玉石的"玉"，真是真正的"真"，而且真是"成玉成真"，修炼的关口，非常重要。这上边通上去，就通开智慧与天相接，与外空间相连接。下边呢，后边与我们的椎管相连，是颈椎的第一二节颈椎的连接处。

一二节颈椎的那个口就像一个瓶口一样，它用脊髓就通下去了。人的生命物质最宝贵的就是髓呀！精髓，就是髓啊。所以玉真关与脊髓关系密切。你的寿命与健康，与你的脊髓关系非常密切。用前面稍微贴前，就是喉管。喉管有气管，有食管，跟我们的五脏六腑相连接。所以玉真关这个关口是三岔路口，是生命的关窍，非常重要。

以前，这个关口并没有引起我多大的重视，因为它简单的只有三个字：玉真关。以后读《达摩禅经》，你就知道呼吸方法，就是注意咽喉处。这一句话，是这本经典的入手处，核心中的核心。

我把注意力一直放到咽喉处寻找，总觉得不得力。最后通过《内经图》的启发，我把呼吸的感觉、感受，把心摆在这个地方。哎呀，一下找到了落地点，非常得力。生理的、内在的、后天的能量潮起云涌，自然动起来了，所以它里边又加了一句："生发之源。"这是一切向上生发的源泉，它已经明确告诉我们，我们没有读懂它。古人的智慧啊，哎呀，很感叹！这时候你不得不由衷地对我们的祖先敬仰，他们对生命的认知远远超越了我们这一代人。我们这一代人，对生命的认知越来越远。当今最前沿的生命科学，都是外求，对生命的本体，越来越远。

用自己的生命，走进自己的生命，不断走进自己的生命的深远处、神秘处。你在不断地努力走，要找到窍门——走进生命的门。那不是一个简单的穴位，其他穴位很难走进生命。

生命世界，你很难走进。但只有这个"窍"，穴位的"穴"，下面一个"巧"，窍门里面很容易一步跨入生命的另一个世界，另一扇门打开了。祖先给我们留下了这么宝贵的生命财富，我们却没有回头看，没有继承这个生命的传统文化。我们的文化真正是一个与生命息息相关的传统文化，我们要把这个文化的灵魂捡回来，不能把它当糟粕丢弃掉。太可惜了！我们叫上下五千年，一万年以上，其实是几十万年以上的人类的生命结晶，留在了这张图上。这张图要读懂它，必须用体验式去读，不是文字上的理解。

从那边下来，它继续讲到了十二重楼，"十二楼台藏秘诀"。写在哪呢？喉管这一节，把喉管写成一座宝塔。宝塔是宝贵的塔，宝贵的生命经验的积累。它把喉管用塔来形容，就知道喉管有多么重要。我多年从事健康工作，所以知道颈部这一块非常宝贵。这一块的健康，与你的健康与寿命息息相关。

我有一个经验，脖子软的人一定身体健康，脖子软的人一定寿命长，寿长者一定脖子软。我摸过一百多岁的人，脖子都很软。我们现代人四十多岁，脖子硬了，那寿命可想而知，一定短。颈部这一块地方不光是吃饭、喝水、呼吸的问题，它还有非常密集的信息网络，跟大脑连接。我们全身的信息都要通过脖子跟大脑连接，大脑跟天地连接。所以人们常把这一个交通路口叫卡脖子，脖子卡住了信息，就不通。还能吃饭，你还能喝水，吃喝的管道都通，但你信息系统瘫痪了，就麻烦了，所以，"十二楼台藏秘诀"。颈部的秘密太深了，有形的、无形的信息系统、呼吸系统、进食的系统都在这里，跟生命的连接都在这里。

再一个"十二重楼"，从生命的升华上，有更加神秘的秘密。密宗讲喉轮打开了，你的说话声音都变了。喉轮打开了，你说话的气跟丹田是直通的。跟丹田有一条光明大道是直通的，非常有震撼力，非常有气势，非常有威慑力。你自己都觉得你说话有气魄，如果你喉咙没打开，声音都从舌头和喉腔、咽喉这儿发出来，震撼力是不够的，所以你说话就不太管用。

喉轮打开的人，不是花言巧语，就是普通的语言，别人也爱听。别人也不知道为什么，就觉得你说话好听，说得对，不断地认同，他也不知道那是为什么。你自己对这个没有科学的感悟，你也不知道为什么。你以为你脑子聪明，你的思维敏捷，说的话好听，不仅仅如此。它有一种能量波的振动，跟对方的生命体的每一个细胞的能量波同频共振。所以对方的认同，不仅仅来源于他的思维的认同，而是来源于他的生命波的认同，所以我把这些话叫作心里话。心里话，是心对心的话，是无形的心与心的对话，所以有这样的生命效益和工作效益。

据说，喉轮打开，可以预知生死。你可以在快死的时候，做好离开这个世界的准备。你做好了准备工作，死得很利索，没有遗憾，说走就走了。哈哈，可以预知生死，甚至可以把握生死。因为喉管的呼吸是维系生命的根本动力，所以佛陀在"唯识"上讲到了"根本依"，根本的依存，生命的根本依存就是呼吸。所以你在死亡的那一会儿，把握住呼吸。呼吸你可以自主，生命就有可能延续，所以可以自主生死。咽喉，要道啊，特别重要。

"十二楼台藏秘诀"，藏着好多生命秘诀。人家过来人一看你这个咽，就知道你的功夫，你真正功夫有多少，一目了然。你有没有了脱生死，人家一目了然，一看便知。不需要你拖泥带水，给他解释一大堆，他一望便知。他不是看你的气色，看你这块就知道了。

所以十二重楼藏着生命的秘密、成功的秘密。

再下边讲到了"心神丹元字守灵，胆神龙曜字诚明。肝神龙烟字含明，脾神常在字魂停"。每一个藏，都有一个名，还有一个字，这都是我们的祖先对我们局部的生命体的说法。跟国家一样，州有州府，县有县衙，每一个地方有一个地方官。我们虽然有一个脏腑，有一个心脏，有一个肝脏，有一个肺脏，但后边有一个操控这个形的灵魂。人的灵魂，有一个大的灵魂，还有局部的灵魂。古人还分别给它们起名字，有名有字。

基本上这张图的内容，就讲到这里。再下边有好多没有标文字的，生命的秘密都还在其中，有待我们不断深入，去体验式的认识这一张图的生命科学价值。

最后，我们由《内经图》再回到《黄帝内经》的本文。前面《内经图》介绍了《天真论》的真人，怎样能成为真人的方法论。"提契天地，把握阴阳，呼吸精气"这一部分的方法论，都在《内经图》里。没有《内经图》的方法的辅导，你无法认识"提契天地，把握阴阳，呼吸精气"这个究竟是在说什么。最后，真人还有一个标准就是独立守神，这是生命的最后一部功夫，相当于佛家讲的修行、修心的路子。生命的生理工程与心理工程的结合，完成以后，纯粹进入独立的心理、心灵修炼过程的时候，跨越了心灵修炼的这个世界，就叫独立守神。

这个独立守神，其实中国人就叫心神，心神。在这个地方，他指的守神就是守心，独立地进入心的修炼，也就是道家讲的"还虚"那一部分内容——炼精化气、练气化神、炼神还虚。心神是虚态的东西，甚至连光都没有，也就涉及到佛家的无色界，三界的无色界，那么《内经图》里的范畴还在色界这个范畴。由生命的形态，进入色态，也就是从佛家所说的欲界跨入了色界。神就进入了无色界的状态的修炼，也就属于修行的范畴。为什么叫行呢？我们的一切行为都来源于思维，一切行为，首先是思维行为。所以那时候就要看念头了，那就是佛家禅宗的看念头。每一个起心动念，你都要看着它，都招呼着它。提着觉性，去招呼它，你才有正确的行为，心就是在前念已过后念未起的空间能知的灵觉。

前边《黄帝内经》讲到的"虚邪贼风，避之有时"。从健康的角度讲，这个"虚邪贼风"的范畴，就不止是形态的"虚邪贼风"，还讲到了心态的"虚邪贼风"。我们的邪念，是一个广大的课题。我们的邪念，都属于"虚邪贼风"的范畴。你可以操控，你可以做主，你可以"避之有时"。什么时候什么思想出来，我可以执行成行为，还是不可以执行成行为。所以我认为，凡夫有什么思想，圣人照样有什么思想。圣人与凡夫的区别，就在于它是执行还是不执行，怎样执行的问题。他可以自己做主，他可以有利于别人，不是为了自己，损害别人。基本做到了利己利他、利他利己这个成分，才是圣贤的标准。圣贤只要利他才去执行，凡夫只要利己才去执行，再到最后，就纯粹是利他而不利己，全奉献的行为，这才是独立守神的目的。

独立守神的"独立"两个字非常重要，独立就是心的本体。《周易》上讲到了"寂然不动,感而遂通"那个东西,就是这里讲的独立,这是真人的最高标准。这个独立的神,就"无有终时,能寿敝天地"。这个神才是不死的,与天地是同体的,这就是它独立的特性,这就是了脱生死的、最后的终极目标。这就才能成为真人,真人的标准就是这样。我们由《内经图》和《黄帝内经》互相补充、互相解释了人怎样能成为真人,怎样能成为真人的这些方法,全部讲完了。

我们这下边还有"中古之时,有至人者,淳德全道,和于阴阳,调于四时,去世离俗,积精全神,游行天地之间,视听八达之外,此盖益其寿命而强者也,亦归于真人"。这样的标准也可以归到真人,但跟真人是有差距的。真人是全主动性的,对生命完全是主宰状态,非常科学的,让生命自己做主。而至人主动性、主宰性,就相差一步,所以他有一定成分的被动性。没真人那么主动,他就有好多被动性,特别是他没有"独立守神"这一句。他前面的都接近于真人,但是独立守神他没有,这就是他的差距。

再下面,"其次有圣人者,处天地之和,从八风之理,适嗜欲于世俗之间,无恚嗔之心,行不欲离于世,被服章,举不欲观于欲,外不劳形于事,内无思想之患,以恬愉为务,以自得为功,形体不敝,精神不散,亦可以百数。"圣人的主动性,更次于至人。他的惰性更多,他的神识更加不积极向上。所以更低一个层次,他的文凭会低一个档次,这是圣人的标准。其次,"有贤人者,法则天地,象似日月,辨列星辰,逆从阴阳,分别四时,将从上古,合同于道,亦可使益寿而有极时"。贤人的积极性很高,说白了,比较起来,贤人比圣人的积极性还高,他对生命的追求立下了大志愿。贤人想成为真人,有非常大的动力。他寻找条件,创造条件，去攀登，去升华，升到圣人，升到至人，升到真人。所以，贤人处于一种积极的心态，为生命的升华而奋斗，这就是《黄帝内经·上古天真论》最核心的四等人的生命境界的说明。

我们由《黄帝内经》转到《内经图》，由《内经图》又回归到了《黄帝内经》，所以《内经图》完全是《黄帝内经》的另一套课本。有了《内经图》的修炼为基础，我们后边再学《黄帝内经》，就可以顺理成章，寥寥分明，才能更深入、更彻底地认识我们的生命与天地的关系，你才能更好地服务于别人，救人的资本才会充足。

先做到了自救，明确的自救，那么你救人，那就很方便了。如果你在《黄帝内经》的第一篇没有摄入，跳跃到了后边去学救人的那一套，那么你是没有根的，是没有灵魂的。你只学到了术，丢掉了根本的道，这是我读《黄帝内经》的感悟。到这里，《黄帝内经·上古天真论》的解读，就结束了。

附录一　满腹经纶读书法

　　"满腹经纶"这个名词，属于我们传统文化的一个名词。但是传统文化里，从来我们没看到过"满脑子经纶"。这就给我们一个课题，为什么现代人都用眼睛和脑子去读书？为什么没有一个"满脑子经纶""满眼经纶"这些名词呢？古人为什么留下"满腹经纶"这个名词？

　　我们都忽视了它的实用性。就说我们的祖先在过去读书的时候，他的发音、发声，是和我们的腹部，也就是中国人讲的下丹田是互动的。这个互动的过程不光是通过大脑、思维，吸收了文字里面的知识，而且把生理这个身体、身心统统投入进去了，身心投入了学习。所以在这个互动过程中，我们不光心里受益了，而且身体同时在受益。我们的肚子，就是腹部跟着读经典、读书的发音在动的时候，是内动。就是讲我们的下丹田、就是命根子也在跟着、随着他动，会激活下丹田的先天的生命能量，会和我们后天的生命能量来交会、相融。首先生理上获得健康和气脉的运动，在这气脉运动的过程中，使我们的心灵的力量增大。增强了理解力，增强对文字的理解和吸收，也可以说打开了我们生理上好多智慧的窍门，那样的收获是比较全面的。

　　用我们现在的医学的概念来讲，他首先得到的肠蠕动加快了，所以代谢功能加强了。所以从内在的内分泌系统，首先得到了非常活跃，对健康是非常有益处的。再一个，腹部是人的第二大脑。凡是肠胃有慢性病的人，头脑一定不清晰，整天头脑是昏昏蒙蒙的。当你肠功能非常干净的时候，肠功能非常好的人，头脑一定很清晰，思维很敏捷，这从生理和这个大脑的关系来讲。

这个满腹经纶读书法，我有过一段深刻的体验，才发现了这个名词的重要性，以前我也认为它是个比喻词、名词。从此我体验到了这个名词的真实性的时候，我重新认识我们的文化的时候，很惊讶，这文化是一个体验文化，不是仅仅一个头脑上的理解文化。我们的文化一定是体验性的，才能读懂我们的文化，才能继承发扬我们的文化。那时候我住在山上，听人家说读经典好，我也就下决心去读经典，直接拿出一段时间去品味经典的魅力。就拿了《道德经》，每天早上天一亮，就背着《道德经》，上到山顶上，坐在一棵树下边，就放声朗读，不假思索，不加理解。就这样一心地读，读了几天以后，突然一天生理上发生了一种现象，身上的电麻感非常强烈。强烈到高峰期的时候，眼睛都模糊了，看不清眼前的文字。这时候模糊得看不清了，我只好停下来，停下来眼睛一闭，然后一内视。一个奇迹出现了，就像八一制片厂那个"八一"两个字刚出来，像过去讲的思想光芒万丈，那个现象出现了。我的每一个毛孔向天空辐射，每一个毛孔发射一条条的银线，向天空延伸、辐射，很像当时电影上的画面。哎呀，我成了光芒万丈，我第一次感到了很神奇，生命有这样的奇迹出现。过去是电影上用电子制造出这现象，没人知道，我们人体真实的也会发生这种现象。

我的读经的兴趣更加大了，再继续读，每次都读到生理的电压达到了顶峰的时候停下来。再读了几天以后，哎，到高峰期又停下，在内视的时候，出现了另一个景象：光芒万丈没有了，我是一个光明剔透的人的形体坐在那里，是光明剔透的人形，就是一个光形的人，没有一点瑕疵的光明剔透。咦，又是一个升华和变化，我继续读。读了几天以后，到高峰期停下来的时候，出现了第三种景象，又不是光明剔透了，又是一个金光灿灿、非常威严的铜像坐在那儿，我成了一尊铜像了，这个奇迹出现了，所以我会联想到寺院里的佛像和神像好多都用金光灿灿的镀金去做。我认为古人的先圣们都有达到这个内观的景象，所以后人塑像的时候都用金镀成人像。

当达到了生命能量的这样一个巅峰的时候，你的人生观，你的世界观，你的心灵世界彻底会颠覆、会变化、会转化、会升华。所以读书用功，用功读书，这些都是有方法的。再联想到寺院里好多叫作法器的东西，木鱼、鼓、钟、磬，这都是内腔里边发音，说明我们的祖先很早以前就发现了内腔的发音和生命的关联性。他们刻意把这些用于演奏音乐的器具的方法留下，留给我们这些后人，让我们发音，要用内腔发音。可是现代人都活在头脑中，没有去体验真正古人的那一种良苦用心，都把它只当作乐器来敲打，很可惜的。

还有个名词叫作书香门第。用这样的方法读书，会读出一种特殊的异香，异常的香味缭绕弥漫，世界上没有那么纯洁的香味。从我们的体内、体腔内会发出那样的香味，所以联想到这些古人留下的名词，就知道了我们的文化的传承与生命的关联性。所以我通过这样一次深刻的体验，明白了我们现在人读书都是用嘴皮子读书，所以叫作口头禅。没有真正把我们跟生命体跟文化结非常紧密的结合在一起，读不出书里更深刻的和我们生命关联的东西。那是真实的，甚至有生物性质变化的一些东西，不光是得到了智慧、知识，我们的生命体会得到改变，这就是我对满腹经纶读书法的体验性的说明。

满腹经纶读书法，这是我读经的时候自然进入这种状态。读着读着，身体自然进入这种状态。满腹经纶读书法，是跟呼吸特别是跟丹田的呼吸是一起的。首先，它是读一个字，肚脐往回收一点。一个句子的长短，你把握这个度，一句收到前腹贴后腹，前心贴后心。到标点符号的地方，再放松、换气，当气吸满了，再做下一句的练习，连着去阅读下去。而且读的时候一定要发出饱满的声音。有一个特点，要打开喉腔，喉腔打开。这样呢，我们的喉腔这个管道和丹田，就像一条光明大道，直通上下啊。

我再给大家示范一下满腹经纶读书法：读的时候不管呼吸，只管收腹，把呼吸忘掉，身体会配合你自动呼吸。它不是一个鼻腔的呼吸，而是整体的全息运动，真正的全息就是整体在呼吸。通过肚子的鼓动，自然会带动整体的全息呼吸法。我来读啊，这是给大家演示，手放到肚子上，为大家便于能用肉眼直观地看到，本来读的时候不需要这样。首先把胳膊抬起来，拿起来容易打通手三阳、手三阴经脉。但是我便于大家看到腹部运动，这只手放到这儿。先自然深吸一口气，开始读。

《黄帝内经·上古天真论》：昔在黄帝，生而神灵，弱而能言，幼而徇齐，长而敦敏，成而登天。乃问于天师曰：余闻上古之人，春秋皆度百岁，而动作不衰；今时之人，年半百而动作皆衰者，时世异耶？人将失之耶？

中国文字，之、乎、者、也，现代人都把它当作虚词，实质它跟我们的生理的气息息相关。每一个中国文字的发音都有重点，会震动某一个腔体。比如说，之、乎、也、者。"也、也、也"，它会震动会阴，也叫作海底轮，读"也"，会打开会阴这个窍。会阴是奇经八脉的交会穴，会阴一开，奇经八脉自然开。那么"者、者、者"，它的气流的旋音在胸腔里震荡的。比如说我们发音、在颅腔的音，比如说"门"，鼻腔发音的时候，会震荡颅腔。所以某一个发音都会震荡我们某一个腔体的特殊作用，这就是这个文字的发音与生理的关系。这就明白了古人写文章为什么要用那么多虚词呢，它跟生理有直接关系，与我们的气息有很多关系。我们不体验，就不知道。如果你不用体验式去读书，那你真的会误读的，我们经常用头脑的理解，会扭曲文章的本来意思，不能彻底地了知它真实的含义。如果用体验式去读书，身心的体验全部投进去，我们就会有新的体会，不是理解，不是停留在逻辑上。这个体会到的，明白到的，那是彻底的，身心都参与进去。

附录二 《黄帝内经·上古天真论》原文

《黄帝内经·上古天真论》

昔在黄帝，生而神灵，弱而能言，幼而徇（xùn）齐，长而敦（dūn）敏，成而登天。

乃问于天师曰：余闻上古之人，春秋皆度百岁，而动作不衰；今时之人，年半百，而动作皆衰者。时世异耶？人将失之耶？

岐（qí）伯对曰：上古之人，其知道者，法于阴阳，和于术数，食饮有节，起居有常，不妄作劳，故能形与神俱，而尽终其天年，度百岁乃去。

今时之人不然也，以酒为浆，以妄为常，醉以入房，以欲竭（jié）其精，以耗散其真，不知持满，不时御神，务快其心，逆于生乐，起居无节，故半百而衰也。

夫上古，圣人之教下也，皆谓之虚邪贼风，避之有时，恬（tián）惔虚无，真气从之，精神内守，病安从来。

是以，志闲而少欲，心安而不惧，形劳而不倦，气从以顺，各从其欲，皆得所愿。

故美其食，任其服，乐其俗，高下不相慕，其民故曰朴。

是以，嗜（shì）欲不能劳其目，淫邪不能惑其心，愚智贤不肖，不惧于物，故合于道。

所以能年皆度百岁，而动作不衰者，以其德全不危也。

帝曰：人年老而无子者，材力尽邪（yé）？将天数然也？

岐伯曰：女子七岁，肾气盛，齿更（gēng）发长（zhǎng）。

二七，而天癸（guǐ）至，任脉通，太冲脉盛，月事以时下，故有子。

三七，肾气平均，故真牙生而长极。

四七，筋骨坚，发长极，身体盛壮。

五七，阳明脉衰，面始焦，发始堕（duò）。

六七，三阳脉衰于上，面皆焦，发始白。

七七，任脉虚，太冲脉衰少，天癸竭，地道不通，故形坏而无子也。

丈夫八岁，肾气实，发长齿更。

二八，肾气盛，天癸至，精气溢泻，阴阳和，故能有子。

三八，肾气平均，筋骨劲强，故真牙生而长极。

四八，筋骨隆盛，肌肉满壮。

五八，肾气衰，发堕齿槁（gǎo）。

六八，阳气衰竭于上，面焦，发鬓（bìn）颁（bān）白。

七八，肝气衰，筋不能动。

八八，天癸竭，精少，肾脏衰，则齿发去，形体皆极。

肾者主水，受五藏（脏）六府（腑）之精，而藏（cáng）之，故五藏（脏）盛（shèng），乃能泻。

今五藏（脏）皆衰，筋骨解堕，天癸尽矣，故发鬓白，身体重，行步不正，而无子耳。

帝曰：有其年已老，而有子者，何也？

岐伯曰：此其天寿过度，气脉常通，而肾气有余也。此虽有子，男子不过尽八八，女子不过尽七七，而天地之精气，皆竭矣。

帝曰：夫道者，年皆百数，能有子乎？

岐伯曰：夫道者，能却老而全形，身年虽寿，能生子也。

黄帝曰：余闻上古，有真人者，提挈（qiè）天地，把握阴阳，呼吸精气，独立守神，肌肉若一，故能寿敝（bì）天地，无有终时，此其道生。

中古之时，有至人者，淳（chún）德全道，和于阴阳，调（tiáo）于四时，去世离俗，积精全神，游行天地之间，视听八达之外，此盖益其寿命，而强者也，亦归于真人。

　　其次，有圣人者，处天地之和，从八风之理，适嗜欲，于世俗之间，无恚（huì）嗔（chēn）之心，行不欲离于世，被（pī）服章，举不欲观于俗，外不劳形于事，内无思想之患，以恬愉为务，以自得为功，形体不敝，精神不散，亦可以百数。

　　其次，有贤人者，法则天地，象似日月，辨列星辰，逆从阴阳，分别四时，将从上古，合同于道，亦可使益寿，而有极时。

附录三 《黄帝内经》实修方法（行益老师课程精选）

一、再谈满腹经纶读书法

《黄帝内经》开篇就告诉了我们生命的两味"良药"，一是心态，二是呼吸。

在这里，再谈谈具体的一个实修方法——满腹经纶读书法。首先我把方法要领给大家再简单地说一遍。怎样读？我给大家演示一遍：把身体先要调正、坐正。我们把身体先坐正，先把手放到膝盖上，感觉你的手的电麻感，体验你手上的电麻感。

我这一说，很多人就体会到了，没体会到的人，把心放到手上去体会，手上的电麻感。然后，手上体会到了，再延伸到两个胳膊，两臂，延伸，往上延伸，两臂电麻感。再延伸到颈肩、头面。头面、颈肩、两胳膊、两手。再体会胸背，把胸背的电麻感用心去扫描。用心去体验式地扫描。再感觉腰腹。再感觉两个臀部、两大腿、膝关节、两小腿，两脚脚面脚底。这样全身，凡是有皮肤的地方，都启动了电麻感。这样，你的毛孔、穴窍都会打开，内外就在交换。

我们人体最大的器官就是毛孔，毛孔是人体最大的代谢器官。它既能吸又能呼，它是全自动化的最大的呼吸器官、代谢器官。启动了毛孔的呼吸，你后面的修炼就很容易。毛孔的呼吸没有启动，你后面的修炼的能量就非常有限，靠你体内那一点能量，那是非常有限的。你把毛孔统统打开，就是天体能量，跟你的个体能量就会融合为一，给后面的修炼打下了一个坚实的基础。

这种电麻感，就是一种服气的方法，服天气的方法，它自动地给你充电，比你鼻子呼进来、吸进来的空气要精细无数倍，比我们鼻子呼吸进来的空气里边的能量精细无数倍，所以我们人的返老还童，与毛孔的返老还童息息相关。

人老了，皮肤硬了，毛孔的开合度就不够了，吃得再好，都不管用了。靠有限的食物的滋养，不能满足我们这个肉体的需求啊。婴儿的毛孔开合度，比我们成年人的开合度要好得多，所以他的皮肤像绸子一样。人越老了，皮硬了，而且有了老年斑，你吃得再好都不管用。我越说，你越觉这会儿电麻感会越来越强烈，这是初步的训练。毛孔的呼吸，毛孔的代谢，它是人体一部全自动化代谢系统，你只是用"心"去"觉"，就是帮忙，不要用力，只用"觉"就够了。

所以，我们的细胞，每一个细胞都会激活，逐步地激活，不是一个穴位的问题，是每一个细胞都会激活全方位的修炼，这是一个修炼的捷径，走进生命的捷径。所以我一开始就强调三息法——鼻息、脐息、全息。这三个部位的呼吸，对我们的健康与寿命关系非常密切。这个启动以后，大家睁开眼睛来读经，就容易打开毛孔，容易练出那个光芒四放、光芒万丈。

来，我们把给大家发的资料拿起来，拿起来身体要坐正，脊柱要坐直。就是我上一堂课讲的，底气不足的人，脊柱很难坐直，很难坐，必须用力坐才能坐直；底气足的人，你往下躺都躺不下去，因为底气很足，腰杆子就是硬的，底气不足的人就要用意识提起精神。

怎么读呢？我首先给大家演示一遍。演示的时候，手放到大拇指，放到肚脐，四个指头肚脐以下，到下面就是丹田。怎么读呢？配合呼吸。怎样配合呼吸？读一句，肚脐下面的丹田，吸呼吸一次。我们读的时候怎么是呼和吸？怎么应用呢？将我们手放在小腹肚脐下面这个丹田，我们读文字的时候，都是用吸的方法，比如说第一句"凡欲见性"这四个字，读一个字，往后收一点，一个字收一点，读的时候一直是往里收，吸的现象，丹田往里吸的状态，四个字读到头了，前心贴后心，到标点符号这儿，肚子放开。读的时候，句子这么长，你拿捏那个度，一直是往后吸，一个字往后吸一点。"凡欲见性"，这是一句，读完了，肚子放开。

下面一句就长一点，"向外驰求固不是"这句话长，到标点符号这儿放开，会了没有？很简单，很快你读得久了，就会激活你的丹田，补足你的底气。你的身体精气神，就会很快得到变化，再加上你的毛孔，现在身体上都还有麻酥酥的感觉，对不对？好多人都有麻酥酥的感觉，大部分人都有，对不对？迟钝的人是少数人，迟钝的人读着读着就打开了，但是敏感型的人，我一说就开了。我说哪里，哪里就开，这是敏感型人。好，我们现在，我叫起，大家共同来读。

刚才读完了，好多人昏昏沉沉，懵懵懂懂，头上里边全是雾霾，是不是？但是到后面你越练越就清白，后面头上好多血没有下去，这"三高"就是这样形成的，懵懵懂懂，这个读经的方法会激活我们体内的内气，精气神的能量，叫它运转，自动得到运转，因为不断地给它提升压力，让它自动地运转。

二、自我按摩的手法

好，搓双手，把手搓热，不要这样搓，要横着搓，手放平，不要上下搓，这个跟血压有关系。用力搓，后面给大家讲手疗的时候，你就知道搓双手的道理。用劲儿切实搓，这是按摩你的五脏六腑。来搓面。梳头，用指甲接触头皮，由前往后，一指头一指头挨着，都梳到，把头皮的神经都梳开。

再下来拍头，手腕放活，由前向后。头部有痛的地方，不舒服的地方，把它拍开。

搓耳朵，把大拇指垫到耳朵后边，用食指由内向外刮。耳朵有全身的穴位，搓耳朵等于全身按摩。

擦颈椎，一圈，把颈部的一圈，认真地搓揉。脖子有痛的地方，认真地搓揉搓开，连大椎一块儿搓，特别是有颈椎病的人，两个手换着，一个手搓一面。

好，来，前后甩臂，用身体带动两个胳膊，自然甩打，捶打胸背。拳是空心拳，不要握紧，打胸背的时候，一拳接着一拳把胸部都打到，在你能承受的条件下，前后甩打。

捶打腰腹。打腰腹的时候，用气把肚子鼓起来，也是用身体带动胳膊自然甩打。好，拍左臂，一个胳膊四面，一面儿拍三遍，从肩膀上拍下来。

拍右臂。

拍前胸。

拍两肋，用一只手抱头，由两肋由上往下，换手。

好，弯腰拍打两肾，两个手捂到两肾上，慢慢起身，内视两肾，观想你两个肾的形状，感觉你两个肾，这叫心肾相交，水火既济。

好，拍打两腿。

两手扶膝，手心对着膝关节，内旋九次，一、二、三、四、五、六、七、八、九。外旋九次，一、二、三、四、五、六、七、八、九。

两脚并拢从左向右，一、二、三、四、五、六、七、八、九。反向，一、二、三、四、五、六、七、八、九。

慢慢起身，活动脚腕。脚腕活动一下，交叉手。

三、摇山晃海与单八、双八

好，我们下来练摇山晃海，两手平举，手心朝前，开始抖腹部。开始。好，转肩，由前向后。好，第二次，来。抖动，好，转肩。来，第三次。好，转肩。

好，下来我们练单八，双八。

来单八，我站在上面啊。左手握固，大拇指握到手心，放到命门。两腿跨开，右手五指并拢，画两个圆，一个横向的圆，一个纵向的圆。要全身舒展，眼珠子跟着手转，走到哪里，眼就看到哪里。

特别告诉大家一个要点，身体要舒展开来，要弯下去看着手，再往下，这样贴上来，要舒展大方，把动作做到极限，不要自己骗自己啊。

我们开始做，一、二、三、四、五、六、七、八、九。

好，换手，右手握固，左手，一、二、三、四、五、六、七、八、九。

交叉手，这个动作的标准，有兴趣了回去训练，端一碗水端到手心，像放到手心，转动的过程中，那水不能出来为标准，那是最标准的转法。我们过去都这样比赛过，看谁转得好。有的人转不好，不要说水出来，把碗都扔掉了。你的身体要配合得非常好，用身体配合着手。标准动作就是端一碗水，你先手里放一个东西，放在手心，不能掉下来，这样训练。训练那个东西放到手心怎么转都掉不下来，再去把碗放到手心训练，再以后就把水倒到碗里去训练，那个身体的柔软度就达到了极限。

你身体如果不柔软，转不过来，说明老化了。人老了，年龄大了，身体就越来越硬化，所以要恢复身体的柔软度。经常练习，你的身体就不容易硬化，这都是武术上的基本功。我拿来，增添在锻炼身体里面。

下来做双八。"双八"有一个特点，人是前后蠕动，就像在空气里面游泳一样。你想象你在空气里面游泳，有过游泳经历的人，可以想象一下，你在空气里面游泳。实质上，我们内在气脉的运动，就像一条蛇，就像一条龙，就像那毛毛虫的运动方式，特别是前后运动的时候，那叫蠕动。

蠕动得特别突出，身体就前后这样运动。注意这个啊，你开始做不出来，特别年龄大的人是做不出来，你要想象你的身体就像一个面条一样，就像一条蛇，在蠕动。

注意，开始，两脚跨开，与肩同宽，或者略宽一点。不宜于腿跨得太宽，太宽你蠕动不起来。开始啊，一、二、三、四、五、六、七、八、九。交叉手，这个动作对女性特别重要，因为好多女性的气会堵在胸腔，闷得透不过气来。它有一个扩胸运动，而且把气从下面调上来，到这儿扩胸运动，使你心情舒畅，气脉通畅。有这样一个过程，如果谁的气不顺，胸很闷，气很短，就多做一做这样的动作。结合我们后面还要学的刻石呼吸法，很快你这胸部就能打开。

四、站桩与全息法

我刚学站桩的时候，有两句话成了我的学问，第一句话是"逆腹式体呼吸"。

老师告诉我，站桩要用逆腹式体呼吸。那么，逆腹式是怎样呼吸呢？吸气收肚子？平日，腹式呼吸是一吸气肚子鼓圆了，逆腹式吸气反倒往回收，所以我们读经、站桩啊，都是用逆腹式。因为我受益于它，所以我就教给你。

逆腹式有一个特点，这个腹腔你感觉一下，你就坐这儿感觉，一个吸气，把腹腔随着你的鼻息，往进微微地吸，细长均匀，一个吸气很长，像厨房里那个抽烟机一样，对不对？四面八方往里抽，就能感觉到能量四面八方往里抽的感觉，但腹式呼吸是做不到的，因为吸气把肚子鼓起来，你皮肤上不会有那种感觉，启动不了全息。逆腹式可以启动全息，这就是它的特效，所以叫逆腹式体呼吸。

逆腹式，我知道了，搞明白了，但是我不知道那个体呼吸。因为我们正常人，谁还听过身体会呼吸，都知道呼吸是用鼻子呼吸，用嘴呼吸，对不对？我过去跟大家一样，思维永远停留在鼻子和嘴的呼吸上，就不知道身体还会呼吸，为这个问题纠结了很长时间，我自己天天琢磨逆腹式呼吸，但体呼吸是怎样呼吸的却不知道在那个时候，我也活在头脑里，活在理性上，没有活到感性上，因为体呼吸是一种感性的认知，通过感觉你能认知它，你通过理性永远认识不了体呼吸。

那为这个问题啊，我还专门请人家吃了一顿饭。我们县剧团的团长，那个时候，剧团不太景气了，他没事就站桩，比我站得好。人家站得早，站得好，大家都对他很看得起。我就请他吃了一顿饭，吃饭的时候我没敢说这话，吃完饭了我才问他，我说这逆腹式呼吸我知道，这体呼吸是怎么回事，我不懂。

结果呢，这一顿饭没白吃，那他就告诉我："我告诉你一个咒语，一念身体就会呼吸了。"唉呀，我那个时候学习特别认真，我赶快去找笔，找着笔赶快记。他就说，想听那句"咒语"吗？想不想听？现在我都不用那"咒语"了，它是一种心理行为。所谓的咒语，我把它现在解释成心理行为。我赶快就写，他第一句就说："你把你姿势站好。"那时候行走坐卧都能练，你们将来也可以专门练体呼吸。我是专门练了一段时间体呼吸，走路也可以练，睡到床上也可以练，站桩也可以练，时时刻刻都可以练，因为它是心理行为，不是形体的行为，所以我刚才跟你解释，那叫心理行为。我赶快就写，他就说："你往那一站，或者走路一起步，或者睡觉你往床上一躺，都行，心里念，嘴上不能念，这是秘密，嘴上一念别人听见了。"

哈哈，这是秘密，我就把这秘密很保守地记下。他说："心里念，第一句念全身八万四千毛细孔全部张开。"啊，就是用心灵给你的身体下指令，给毛孔下指令，八万四千啊，这是印度的思维啊，印度经常有八万四这个名词，是比喻很多很多，谁也没数过那是到底是多少，对不对？谁数过毛孔到底是多少，没有人数过。佛教经典上经常用八万四来比喻很多很多，向你的思想下一个指令，全身八万四千毛细孔全部打开。

我写完了，我说："你说慢一点叫我也写完。"他说慢一点，我就写完了。他说第二句："吸进宇宙间的生命能量，沉入下丹田。"啊，把宇宙间的生命能量全部吸进来，用毛孔吸进来，沉到下丹田，因为你逆腹式呼吸，就是在下丹田做功夫，对不对？它自动就沉到下丹田，把病气、浊气、烦恼之气射出去，射到天边，那射得远远的，不敢射到门口。射到门口，它就回来，射到天边去。

这就是那个完整的"咒语"，几十年了，我现在还记得。我对这个咒语特别尊重而认真，特别崇拜，虽然是现代的普通语句，没有什么神秘的，也容易理解（不像有些咒语，叫你呱啦呱啦念，你不知道啥意思），就是现代语言，但我就是很崇拜，且认真地体验，行走坐卧都在寻找那个感觉。所以念了以后，就感觉，找那个毛孔皮肤呼吸的感觉。

那么我就照他的办，行走坐卧都练这个，站桩也练，走路也练，睡觉也练，练了好多天，最早发现的时候是怎样发现的？在一次走路时，那当然走路就像散步一样慢慢走，始终都在觉的状态中。记住，它的妙就处在觉的状态中，把心要放到全身的毛孔上去觉，这就是它的窍门，所以我时时刻刻都去觉，有一天在走路，心里把那个意念突然给觉到了，最早我感觉到的是两个大腿，肌肉最多的地方。哎，突然有那种凉凉的麻麻的感觉，很轻微很轻微的凉麻感，哎呀，我就喜出望外呀，就像发了一百万的财一样，突然就找到了。哦，毛孔呼吸原来是这样！找到以后嘛，就叫它功夫连片，到小腿，到脚上，到腰上，到背上，从上到下，一片一片地把它连接起来，连接起来，喔，整天练整天练，有些地方有感觉，有些地方没有感觉，所以就天天练。天天练呢，就加强那种感觉，哦，终于练得时间久了，就有了功夫。所以终于就这样一觉，全身都到了，到处都呼吸，现在根本不要念，就是一觉。"觉"的那一字都不要念，把心收回来一觉它就呼吸了，所以就把它练得滚瓜烂熟。用现代话来说，全息法就是"百度"状态。

练得滚瓜烂熟以后，很痴迷那种感觉。噫，这种感觉挺好的，凉凉的麻，身体就越来越轻松，练得久了就像轻飘飘的感觉，身体好像是通透的，整个五脏六腑都是通透的，练久了开始是皮肤，最后能穿透到五脏六腑，骨骼里面去的。就这样天天练，终于我把它跟站桩结合起来。

我现在告诉你们，每一个呼吸都不能浪费，每一个吸气，所以我再强调一下，站桩，我开始站桩，不是你们现在这样，动不动眼睛就闭上了。所以我现在受你们的干扰，也眼睛闭上了，偷懒。我过去开始站桩，眼睛是不闭的啊，睁着眼睛，眼睛瞪得圆圆的，但是那个神是收回来的，看起傻傻地睁着眼睛，呆呆的，其实那个心都在那个呼吸的觉受状态中，叫目不外视。睁着眼睛，但没有看外边，神收回来。我们眼睛看，看人都是用神看的。你神收回来了，眼睛睁着的，视而不见的，所以你慢慢地就能明白。佛家好多道理，你能体验到，六感是一感，六感是眼耳鼻舌身意，是一个东西，都是神在起作用，佛教叫心在起作用。你把心收回来，眼睛什么都不是，就像一块玻璃一样，你把神注入眼这儿，看见这个动画片，那个动画片都是活生生的，对不对？所以我开始站桩是睁着眼睛站，是呆呆的，一个观想。我现在告诉你完整的站桩方法。

我往那一站，先观想：我站在一个浩瀚的宇宙之中，连地球都没有，啥都没有。我就站在这个浩瀚的宇宙之间，宇宙之间就是我一个人，我就是宇宙的中心。这样站好以后，就用那个"咒语"，啊，吸气，从宇宙想，能想多远想多远，我们把它叫作天边，天的边边，一下把那能量观想着吸回来，一个逆腹式肚子往回吸，逆腹式，吸吸吸吸，叫它从远到近，最后到把皮肤穿透骨骼脏腑，到下丹田。

我自己设计了个下丹田，就在这小腹肚子后边，给它设计了，观想了一个明点，就观想星星大的一个点点，宇宙的终点就在那里，把能量都吸到那里，每一个呼吸都是这样做的，所以受益匪浅啊，每一个呼吸，那个感觉是越来越明显、越来越明确，这感受是真实的，你吸进来没吸进来，你是明明了了的。当然我们现在才初练，你感觉不到吸进来的感，久而久之你就会感受到哪一口气吸进来，哪一口气没吸进来，吸得深、吸得浅，它都不是气，就是能量。能量的运动你觉得清清楚楚，所以在这种状态中，每一天站桩就找这种感觉，就迷到这种感觉上。哈哈，就迷到这种身体呼吸的感觉上，与能量摩擦的感觉上。身体剧烈的变化，变得非常快，用医学的话讲，代谢的功能特别好。可以说，这是生命的"量子纠缠"，这样，注入了心灵的信息就有了定位。

五、我学习站桩的故事

我那个时候站桩，是因为身体不好而站桩，给大家介绍一下。

因为我有过濒死的体验，为什么身体不好呢？出了一场严重的车祸。车祸以后我怎么样了？肝肾破裂，右边肋骨五根骨折。到医院里，医生说迟两个小时就没有命了，说肾破裂，人一个肾都可以活，特别是肝破裂要命。肝是血的库房啊，肝破裂了以后呢，血全流到肚子里面了。最后问医生是到什么程度，他说就像拿一块豆腐掉在地下，就是开了花，散开，要命的事情，所以就是做了手术以后，医生都看我活不了。

最后，没事给活来了，昏死了七天以后又活来了。很奇怪，活来了以后，就成了一个残疾人了，自己躺在床上是起不来的，必须人帮着扶，才能起来。半年以后都是这样子，是自己起不来的，结果我就成了一个残疾人，什么都干不成了，有今天没明天的人，在这种状态中吃啥药都不管用。我们家是中医世家，西医看了也不管用，中医的药吃了也不管用，啥药吃了都不管用。那时候我正是人到中年的时候，上有老下有小，我肩负着家庭的担子，那个钱我花不起啊。我只怕我最后把钱花了，人没了，人财两空，给孩子留下一笔债，我为这个问题思考了整整一个中午。

第二年的春天，我整整思考一个中午，到底是死，还是活。我一个人久久地思考了一个中午。因为有过死亡的体验，我告诉你人都怕死，我告诉你一个秘密，我到死亡那个世界去过啊，不要怕死。死亡是一件很幸福的事情，比这个世界更幸福。你不要认为你这个世界好，死了以后比这个世界还好，因为有过这个体验，所以，死后咋了，轻松的，没有肉体这个累赘。你更不要吃饭，也不要穿衣服，也不要养家糊口，任何压力都没有，空荡荡的，连一根头发的压力都没有，就那么幸福。你没有进入过那个状态，不知道那个幸福感，我只能给你表示，我连一根头发的压力都没有。快乐无边，没有任何压力，也找不到自己，但那个念，那个知性，始终在。罗汉状态有一个空无边处定，就入定了，什么都没有了，就是个空空灵灵，那个灵明，比我们带着这个肉体的壳子还灵明啊。

我们不要认为我们现在聪明得很，那个灵明比这个灵明多了，没有任何障碍，无边无际找不到自己，无色无形什么都没有，但灵明始终在，我回来的时候，已经是七天以后了，七天以后人家都以为我死了，其实没死。没死怎么样？回来以后眼睛睁开了，还在急救室住着呢，但是回来以后我的性格给变了，心里特别愉悦，本来遭了一场那么大的生死之难，人是痛苦的啊，但是身体的痛苦啊，一点影响不了我的心情，因为我从那个世界上回来，带着那个世界的快乐，还在心里满满的快乐，我心里特别高兴，特别快乐，回到肉体上。那出气都困难，就不敢出气，一出气这伤口疼，说出气都很困难，但心情就特别的愉悦，所以人都怕死。不要怕死，那个世界并不是那么可怕，告诉你我有过死亡的体验，真正灵魂和肉体分开了，没有任何的压力，非常幸福。从此以后嘛，虽然活来了，心情好，心情好归心情好，但是身体把你拽住了，什么都干不成啊，走不了路，干不了活，吃饭都吃不了，成了一个残疾人了，最后怎么办？吃什么药都不管用，所以第二年春天春暖花开的时候，我就思考这个问题，我究竟还是治疗下去还是不治疗？想了一个中午，终于一个人决定了生死问题。我明天到医院里做最后一次检查，我以前从来没有进过医院，身体很好啊，从这以后离不开药，隔三差五要到医院去。我明天到医院，决定做最后一次检查，我要问医生，我这到底能好不能好。医生如果答得含含糊糊，我就准备停止治疗，不吃药，不治疗了，等待死亡。这是我最后一个决定，决定生死的决定。

结果第二天我一个人到医院去，每次都是家里人要陪着，这次是唯一我一个人去的，因为不允许他们听到我问的这些话，不愿意让他们知道我心里的思想。第二天到医院去，一下车，到医院里就那近近的一截路走了很久很久，比八十岁的老头都困难呀，简直是挪啊，不是走路啊，是往前挪呀。走了一截，我一个同学，骑自行车从我对面过来，看到我就下了自行车趴到我脸上看，也不说话。我也不说话，他也不说话，就趴我脸上看，那时候我的状态跟你们穿的这个大棉袄一样，穿得严严实实，头上到处都包得一点风都不敢见。他就看了我很久，不说话，我说："怎么啦？不认识啦？"他说我看着像你，但是这长时间没见你，又咋不像你呢。我说："你不知道，到阎王爷那里去了一次，阎王爷说我年龄不够，又叫我回来。这回来以后呢，死不死活不活，难受得很。他问怎么回事？我才把我的过程给他叙述了一下，然后他说："哎呀，你这叫元气（炁）大伤，你把元气（炁）伤了，你这吃药打针不管用的。"

哎，这家伙不是医生，是外行，但是说这句话对我的影响很大。我也想了，因为我们家是中医世家啊，元气（炁）啊什么我从小就听大人说这些话，有一定的理解，但是他这一说元气（炁），把我心灵给撞醒了，我不怪吃药不行，吃药都补不到元气（炁）上，把元气（炁）伤了，我说："那都已经把元气（炁）伤了，怎么办？"

他说："我告诉你，站桩，我拜了一个师傅教我站桩。"他那个人比较胖，站桩对他非常有效。他说他体验过，站桩特别有效，叫我跟着他站桩。我那个时候是唯物主义者，不相信的啊，站桩能管用？吃药打针都不管用，站桩能管用？我也不相信，那他还又劝我："哎，没问题，我体验过，我那个时候身体很差，你知道嘛，你看我现在变了很多。"我确实看他变了很多，就没有到医院去，然后他就用自行车把我拖上，去见他的老师。我去的时候还是三心二意，说实话我三心二意，不太信，没有生起信心。

结果，他把我带到他老师那儿，给老师说："这是我的同学，身体差得很，现在怎么样。"老师一看我这人，把老师都吓一跳，老师死活都不收我。老师越不收，我这人是反毛，那我信念给起来了，越不收，我想，越想叫人家收下。他也求，我也求，就求那老师收下，终于求得很了，老师勉强收下，只收我三天。老师说只准你来三天，三天我要观察，人命关天，我承担不了这，说三天你决定你能行，你第四天可以来，三天你觉得你不行，不要来了，看人家医院里咋处理。

终于老师答应收下我，我心里一下给释怀了。那这三天对我来说多么的珍贵啊，那是求来的三天，那不是人家赠给我三天，所以到生命那个关头就觉得多么宝贵，所以有过生死体验的人，才知道生命的价值、生命的宝贵。我们现在好多人都不会珍惜生命，不知道生命有多宝贵。体验过生死的人，才知道一分一秒都是宝贵的，你都不愿意荒废它，所以这三天对我来说非常宝贵。老师就只给我教个站桩，先叫我站。

开始站桩，人家就是 10 分钟、15 分钟，你想我站桩，我刚开始手都不敢抬起来，站到这还勉强能行，手往起一抬，全身哆嗦，连牙关都哆嗦，就像冬天冷得那个哆嗦，管都管不住，从头到脚都哆嗦、发抖，支撑不了自身，自己的生命没有支撑自己肉体的能力，都哆嗦，所以我特别珍惜这三天。实在受不了了，手就放下了，放下来就不哆嗦，只要手抬起来就哆嗦，所以就这样一分钟两分钟地延续。我一天到晚就干这一件事，累了放下来，一有精神，自己脑子给自己下指令，抬起来继续站，反复说这句话，一分一秒增加。但是，三天奇迹出现了，老师能看见我变了，周围人都能看见我变了。连我都觉得我变了，我坐着不说话，你看不出我是病人，那时候不说话都看你病恹恹的，死去活来的样子。但我坐到这儿不说话，你是看不出来的，精、气（氣）、神有了。老师看到有成绩了，当然有了成绩也是老师的成绩嘛。老师也很高兴啊，不只我高兴，他比我还高兴，对不对？就留下了，这还好，那么老师才收下我，我就认真地站。站桩对我太宝贵了，我的生命就寄托在站桩上了，因为吃药不管用啊。人家都是锻炼了一会儿，站一会儿就走，我是一天到晚就干这一件事，站桩。结果，再去不断探索站桩的奥秘，就是刚才跟你讲的逆腹式体呼吸。开始只要能把这势能站出来都了不得啊，结果势能站出来的时候，就要探索里面的奥秘，就是逆腹式体呼吸。

老师讲的时候那资料上还有一句话，不光这句话是我的学问，是我的问题，还有一句话，叫"凝神入气（炁）穴"。凝神，把神要凝在入气（炁）的穴位上，凝神入气（炁）穴。那老师没讲，在资料上有这样一句话，又成了我新的一个课题。什么叫凝神入气（炁）穴？入气（炁）穴到底在哪里？把神要往入气（炁）穴上凝，我是一个善于思考、追根问底的人。为这一句话，思考了很久，没有人能给我讲得清楚，多少人都对我的解释是下丹田，但我总觉得不满意。至今我还对出家人问这一句话，特别是道家，"凝神入气（炁）穴"在道家经典上表现得特别多。

我曾经到一个道观里面，那个住持跟我在一起聊天，那是一个有名的道观，就前两三年，我就问他这个道长，我说我请教你一个问题，道家的经典上经常会提到"凝神入气（炁）穴"，这个入气（炁）穴到底在哪里？

我以请教的态度问他，他还思量了好久，才也同样告诉我，下丹田。我就跟他说，我的认识不是下丹田，包括了下丹田，但不是下丹田，我就讲了我的见解。我的见解其实是我的体验，凝神入气（炁）穴到底在哪里，你们思考没有？我讲了这么多，你们要动脑子，要有像我一样思考这个问题，在哪里？

对，毛孔。八万四千个毛孔都是入气（炁）穴啊，你要放到一个点上，那就把那这句话扭曲了。每一个毛孔都是入气（炁）穴，对不对？我们结合前面的逆腹式体呼吸就能解释清楚凝神入气（炁）穴，所以我把这两句话搞明白了，任何时候只要站桩，任何一个呼吸都不会浪费，都在凝定的状态中，就在觉受感受，那一种天人合一的呼吸状态，所以很短的时间，我的经脉，突然一下像洪流滚滚一样给打开了，那时候吓死人啊，本来一件好事，理论上不认识会把人吓死的，所以事通了理也要通，理通了事也要通，这叫理事无二。佛家叫理事无二，理是理论上的事，事是感觉上的事，觉受上的事，证悟上的事。因为那个时候我缺乏理论的辅导，通了吓死我，这儿咚咚咚跳，那儿就像蚯蚓一样，就像一条蛇在你体内跑一样，吓死你，就像那个电钻在你体内钻眼眼一样，有时候是过不去，跳得滴里呼隆，咚咚咚咚地跳，吓死你，震动大得很。我以为我人家也以为我走火入魔了，因为确实能看见我像走火入魔了。因为我害怕、恐惧，过去连死都不怕，结果这个功夫上身了，吓死我。功夫上身了可吓人啊，吓得我眼神都是惊恐的、恐惧的。

其实，根本就没有走火入魔这一说，都是自己吓自己。理上不通，理上通了就根本没有走火入魔，都是自己把自己吓出来的，我体验了走火入魔，我告诉你不要害怕。结果整整折腾了我一夜啊，全身就像电打一样，这儿击一下那儿击一下，你都防不胜防。刚才这个胳膊上一会儿又到那个腿上了，这会儿在，在腹部，那会儿又到背部了，你都不知道那在哪里要震动，而震动力量非常大，结果整整折腾我一夜。我的同学，因为他介绍我站桩，他心里就有负疚感，说："哎呀，我把我老同学带到这条路上，结果弄成神经病了，麻烦了。"所以他那一晚上就叫我住到他那边，财政局。我在农机局，就住到他那儿，他就不放心我一个人住。他能用的法，他听过的方法统统给我用了，又是给我点穴，他听过的、见过的方法都给我用了。而我还是门外汉，他都给我用了，一点不起作用，折腾了一夜，整整折腾一夜，因为他儿子在他那住还要上学呢，我最后就不忍心再折腾下去，娃儿明天还上学哩，娃睡不成觉，这就影响娃睡眠。我一会儿说："唉，好了好了，你别管我，你睡你的觉，我睡我的觉。"

我就往床上一躺，四肢放松，心里念了一句话，自己编了一个咒语，念了那个咒语，很管用，"管他的，死了就死了，不管了。"就把这句咒语一念就不管了，任凭你动去，任凭你跳去，任凭你折腾去，折腾肉体，我的心不管它了，不，我的心跟感觉分离开，感觉有没有？还有，但我心不管它，哎，这一下给起妙用了，当时在床上睡的时候将眼闭着，突然看见体内，就像夏天的闪电里头的光一样，一条线一条线的，从四面八方，那电光，嗖嗖嗖嗖，都回来，回到下丹田腹部，最后把腹部照得通亮。亮了那怎么样？越收越小，那个亮光越收越小，小得就像天上的星星一样，那最小最小亮晶晶的一颗星，明星，在下丹田。啪，连那一颗明星都看不见了，哎，我给出来了，给正常了，天也亮了，天亮了我正常了，这时正常了，跟原来一样，身体好了，没病了，这不知道这怎么回事。那个时候啊，社会科学没有解释这个问题的方法。最早能解释我的，就是我一个朋友买了一套《东方修道文库》（中国人民大学出版社），那个小册子一样，薄薄一本一本的，我就看那个书，那上头才讲到我这个问题。书里把这个问题上面写得很清楚，叫气机乱窜。这气机乱窜是一件好事，一次就把全身经络打通了。哎呀，我一看到这个，肯定了我那个，不是走火入魔，那叫气机乱窜，全身的经脉彻底通了，所以健康了，统统健康了，回归到了健康状态，所以那个状态，最后能量都归到下丹田，以后我这几十年验证它这叫什么。

道家把这个状态归成那个明点点，叫结丹，叫结了丹。佛家把那个就叫明点，确实是个真实的明点，叫的名称不一样。元精是生命能量的高度集结，高度的集结就是后天能量通过经脉的高度的摩擦，升华成了先天能量。后天能量是气的状态，在经脉里进行高度的摩擦以后就会提炼成光的状态，才叫作先天之气（炁），所以就一下就给补到元气（炁），一下元气（炁）给充满，身体就健康了，所以它是非常科学的生命科学。所以以后就迷上站桩，从此以后，那到时候就动起来了，就是下丹田起来，就全身走动，当然不是那么剧烈了。

那为什么那么激烈？因为经脉不通啊，它非要通过去不可，就要产生剧烈的震动。所以就像大家现在坐到课堂上一样，坐这儿，一会儿这儿疼一会儿那儿疼，那就是折腾你哩，气（氣）在你体内折腾你哩，你过不去啊。所以那是好事情，不是坏事情，能坚持，一会儿通过去它就不疼了。坚持不了，那你就伸一下，那就反复得几次才能通。所以我有过这样的经脉通的真实的体验，我对这个就非常内行，这真实的体验，所以能给你们当老师。我是一个先行者，你们没有这个体验，没有这个体验我能告诉你那个沿路的风景都有什么，对不对？这是书本上你看了还是文字啊，书本上也有，是文字，你理解不了，你叫我这个活生生的人跟你一说，那是不一样的感受，所以我知道先天与后天的变化和提升是怎么回事，我们吃了任何补品、粮食、食物，我告诉你只能是后天，绝对补不到先天去，因为先天和后天的能量是不一样的，它有质的区别。

后天能量是气（氣）的状态，当然它还不是空气这个"气"，它是那种能量之气（氣）。先天能量是光的状态，所以它有质的区别。所以老百姓有一句话：沾了谁的光，占了一点便宜，沾光了。那物质的光是微不足道的，真正的沾光是沾生命之光，生命之光只有是经脉里进行摩擦产生的。修炼的人，他自觉不自觉地都会有进入这个生命之光的加工状态，我们这个肉体是生命之光的全自动化加工厂。我们普通人不懂这个，我们的生命还有这一套系统的本能，所以就不能走向生命的升华。不管你的思想、知识有多么丰富，你的生命的升华，都做不到。你只是认识的升华，生命的升华一定要通过心理与生理的高度摩擦，也叫作提炼，或修炼，才会升华，你生命的质量从本质上得到升华，升华以后，你看问题的方法，你的生命观，你的价值观统统变了，颠覆了，就有那个价值。我把它叫作活明白了。但是好多人活到 80 岁、活到 100 岁，不一定都活明白了。真正的生命的本质升华以后，确实就活明白了，对事物的观察力、洞察力，观点、角度完全不同。对事物的本质核心你看得很准、很直接，用老百姓的话说，就是活明白了，你就觉得你在长大了，就像一个成年人，像一个人，所以在没有得到生命的升华以前，我们都是懵懵懂懂的，只认为自己的观点正确，那是自己认为的。所以，生命的升华和健康的获得，这个都要通过这样的训练是真实不虚的。所以《黄帝内经》上，我越来越寻到这种有力的资料、有力的理论依据来支持我这些经验和经历。所以我才出来讲《黄帝内经》，因为我有《黄帝内经》前半部分特别是《天真论》这样的体验式的学习，所以对《天真论》的理解，跟你从文字上的理解完全不一样，更加真实，更加可靠，更加落地。

六、胎息法

真正的胎息法，你想知道不？胎息法还有专门一种修法、练法，都在这个腹部呼吸的范畴内。胎息法，能治百病啊。胎息法怎么做呢？

今天晚上睡觉的时候你就可以做，跟婴儿的呼吸一样。怎么做呢？平躺到床上，有两种情况下不能练胎息法，女性的月经期不要练，刚吃饱饭不要练，因为体内的压力会增大。体内压力增大了，女性的月经期会增加月经量，甚至会引起崩漏。注意，身体上有哪部分有大出血的地方，不能练；刚吃饱饭不要练，吃饱饭，里边吃得饱饱的，没有空间，你在内脏里边折腾，不要那样练。

专业的练法怎么练呢？是平躺到床上练，全身放松，两个手放到身体两侧，先调整头。从头到脚放松，放松以后鼻子吸气，舌抵上腭，鼻子吸气，吸七分满就行了，那个度你自己把握。吸七分满以后，就闭住气不呼、不吸，把鼻子和嘴的呼吸通通关闭掉，开始用肚子呼吸，肚子怎么呼吸呢？肚子鼓荡。

肚子就这样一吸，一呼，就这样，其实做时是比较快的。

这是一口气，其实我还可以继续做，我一口气能做100多次，我的学生比我还做得多，一口气能做几百次，他们专业练这个的。

当然开始练，身体不好的人，体力不足的人七八下就没劲了，一般的人能做二十几次。从开始练，要数数，吸一次提一次数一下，吸一下，数一下，看这一口气能做多少次，比如说这一次做了50次，下一次51、52、53、54，100为一个单元数次，最少一天做1000个，1000个很快，2000个不到半个小时就完成了。青岛我有一个学生一天做5000~7000次，他做了好多年，脸是红光满面，红润得很，因为气血很活跃啊。

今天晚上睡觉的时候，睡到床上去训练，平躺下就非常放松。我给一些患者经常讲这个方法，我给患者说这叫内部按摩。我说你看按摩，再按摩都按摩不到你五脏六腑里边去，对不对？都在你皮肉上下功夫，只有你自己会按摩你的五脏六腑。一下心肺跟这个下边拉动着，都在动，所以老子在《道德经》上有一句话："天地之间，其犹橐龠与？"橐龠就是风箱，天地之间就像拉风箱一样，对不对？我们这就是内在的天地之间橐龠了。

七、辟谷与服气

"辟谷"这个名词，来源于道家。道家的修炼，有一个要求：首先，在修炼的入门时候，一定要辟谷，首先训练辟谷。辟谷是一种身心的净化，把身体污浊的东西净化掉。首先，就是把那个称作"三尸虫"的东西饿死。我们体内有一个东西，道家称作"三尸虫"，把它饿死，但是人饿不死，把那个东西饿死。因为那个东西，给我们的身体，我们的心里，带来很多欲望。把那个饿死了，我们的欲望就减少了。

其实，用现在的科学来讲，就是把我们体内的垃圾清理一次，污浊的清理一次。其实道家把那个三尸虫，用现在的语言叫菌，那个菌群，把不利于我们生命健康的菌群饿死。古代没有"菌群"这个名词，就叫作三尸虫。所以我经常说，我们的人称作一个人，其实我们不是一个人，看起我们的身体是一个人，其实我们的体内寄生了好多的生命，当然主人还是我们自己。好多生命，在我们人体上寄生。就像西方的医学现在说各种菌，都是生命，有支持我们生命正能量的生命菌群，也有破坏我们生命的负能量的菌群。

我们体内很复杂，生命很多。在我的感悟中，我们的好多病很有灵性，甚至超过了我们人头脑的思维。它们不是以肉体形式存在的生命，没有形体，是一种光体，或者是气体，都寄生在我们体内，所以这个空间的生命形态非常多。

这个辟谷是渐法，就是一步一步修的方法，我们普通人都是渐法的路。

辟谷，能净化身体好多负能量的菌群，把它饿死，把它排泄掉。道家的辟谷有一个特点是会服气，我见过辟谷三年不吃饭的、辟谷一年不吃饭的人、辟谷七八个月不吃饭的人，都跟我是好朋友。我们互相交流，我过段时间去看看他们饿得怎么样，他们开始瘦了，过了那个阶段，一两个月之后就胖起来，就正常了，红光满面的，你看不出来他是不是不吃饭的人。人的生理结构很奇怪的，他直接摄取空气中的能量，他直接摄取，他另一套系统启动了。因为这边不进食，逼着那边那套系统启动。我们人体还有另外一套系统，直接在空气里头吸收能量，采取能量。

我们早晨逆腹式呼吸、体呼吸法，就是一种高级的服气方法。不是用鼻子和嘴巴呼吸，我们的毛孔服的气啊，更加细腻，更加质量高，能供养我们这个肉体的消耗。

道家还有一种服气方法，是有形的服气，我们读经的方法都是服气法，读经就会打开毛细孔，所以穴上会发麻呀。

开始只读《天真论》，我觉得不过瘾。大家就在那个教室的时候，每次读《天真论》五遍，就觉得过瘾，他们读了以后，他们自己觉得不过瘾。说："老师，我们多读几遍。"我说读几遍？他们异口同声说读五遍，我迎着大家的呼声，就读五遍，读五遍就觉得过瘾。读五遍以后肚子不饿了，没有食欲，不用吃饭。才发现读经的服气特管用，还不用专门服气了，读经就可以服气。所以，我们就把这个读经当成了辟谷之中的精神食粮。

道家还有一个服气的方法，你用得上用不上，我都应该教给你。

大家开始不是做那个"仙鹤点水"，对不对？那个服气就像仙鹤点水，配合起来。怎么样呢？观想你脸前面，眼前的空间，一个七八点钟的太阳。因为早上七八点钟是少阳之气、升发之气，跟一年四季的春天一样。早晨服气是最佳时候，因为采的是少阳之气。那么你时刻都能采少阳之气，用心造的嘛。现在晚上你都可以采少阳之气，你在前头，观想一个七八点钟太阳刚出来，不照眼睛，那个太阳想出来都行，想得出来，想不出来，脑子模模糊糊有太阳那个概念就行，有那个概念以后，我们就吞那一个太阳。

怎么吞？注意看我，眼睁大，看我怎么服太阳的气，少阳之气。

一口把太阳吞下去，吞到嘴里，不要马上咽下去，停一会儿，它就变成一团气。然后，把那团气跟吃馒头一样，咽下，咽下去，咽到胃里去，落到胃里去就好了。做得好的人，你最大饭量就是三口气。你别看你饭量，吃馒头，吃米饭，吃菜吃那么多。服气，你真正掌握了技巧，最多就三口气就吃饱了。这样就给国家社会省了很多粮食，那是笑话。但是你学会了这个，在人生的危难时期，有可能就用上了，那可能他就饿死了，你饿不死。

这个辟谷有个好处，就是治百病。特别是现代人都是富贵病，正好拿贫穷治疗，是它最好的药。对不对？药要对症，富贵拿贫穷治，贫穷就是不给你吃饭，就叫你贫穷，给你制造贫穷。本来你很有钱，但是不让你花钱，这就制造贫穷，这是辟谷。

所以，辟谷为什么这几年在社会上轰轰烈烈的流传，就是富贵病太多了，很需要这一种方法对症下药，治疗人的富贵病。

我们现在训练一下，先看我这个服气，吃这个少阳之气，怎么吃？

我先给大家演示三口服气法，然后大家都训练一下。你如果通过读经典，通过站桩的体呼吸，还没有解决你的吃饭问题，那你就用这个服气法，好不好？都教给你，这是第一天，还没有把你饿得心慌的时候，马上就把方法教给你。等你心慌的时候，你就能用上，对不对？来，开始，我先做三个大家看。观想前边有一个刚出来的太阳，红彤彤的一个光球，你一口就把这个光球吞到嘴里去。你们做三下，至少含在嘴里停一会儿，再把那一口光球给咽下去，咽的时候还要有感觉降到胃里去，降到中丹田。连吸，再吞再吃，都要用上，满满的一口，只要你觉得不撑，多吃几口没有任何副作用，吃大个就吃饱了。

　　辟谷与健康有关系，与修炼也有关系。重点是过去的人，古代的人，把辟谷用在修炼上，没有把它用在健康上去，只是少数修炼的人才去辟谷。但是近些年，辟谷能治疗很多病确实是事实，特别是糖尿病，再加上现在的假性心脏病，我认为辟谷都非常有效。

附录四 行益老师课程答疑精选

问：铁牛耕地呼吸法最终目的是激活丹田，对女性也一样吗？女性观想时，也是观想下丹田的明点吗？

答：铁牛耕地呼吸法最终的目的是为了激活丹田。丹田是先天能量的所在地，女性在初期不是激活下丹田，而是尽量放在中丹田。但是女性的下丹田和男性的下丹田有同样的效果，一定也要激活，但是步骤不一样。女性先要放到中丹田，先不要急于激活下丹田。因为女性的生理结构不同，激活的先天的次第就不一样。

丹田是我们人的生命先天能量的所在地。激活了先天，先后天就可以交合。至于女性观想时也是观想下丹田的明点吗？女性可以观想，但不可以经常把观想放在下丹田。短时间的可以，但是长时间的女性还要放到中丹田，这是女性的特点。因为放在下丹田，女性会引起月经量增大或者崩漏的可能性。

问：站桩时女性的吸提贴闭是脐下最高处，还是阴蒂处吸气？

答：这个问题呢，你可以自我选择，这属于自选题。自我选择，所以每一个方法，方法的灵活运用，呼吸方法的灵活运用要根据你的身体，根据你所处的环境，根据你的心理状态去做，不是一个定死的点。它是一个灵活的方法，但是这个范围你放到哪里？你自己根据你的心理状态，根据你所处的环境，你自我拿捏，所以经常讲知时知量，灵活把握很重要。要有韧性，还要有灵性。韧性就是坚持，灵性就是自我的调整。

问：在逆腹式呼吸时是想着气进到明点，还是明点把气吸进来？明点如何观想？

答：首先我想倒着回答这个问题，先回答明点如何观想。明点就是想象你体内某一个区域有一个明点。初步的观想，就是想象、回忆。想象不出来，就回忆你见过的明点，在那个位置想出来。这就是初步的观想。

说逆腹式呼吸时是想着气进到明点吗？是最终要归到明点。比如说逆腹式呼吸联系到了毛孔的问题，逆腹式呼吸有一个很大的范畴，它包括了毛孔的呼吸，包括了就是我上节课讲的器官的呼吸，包括了毛孔的呼吸，包括了逆腹式呼吸，腹腔的呼吸，它是一个庞大的体系。最终你用你那个呼吸方法，你掌握的是毛孔呼吸，最终的毛孔呼吸的归宿点就是你设的那个明点，丹田的那个明点。

问：中丹田的立体位置是在哪里？刻石呼吸的立体位置是在内部吗？能不能在模型上指点一下？中丹田的立体位置是在哪里呢？

答：我前面多次讲过中丹田，我们讲的丹田，在初始你没有启动丹田以前，指的就是那个区域，不是某一个点，是你用心在设一个点，因为没有启动，这些穴窍啊你没有启动是找不到的，解剖也找不到，它没有。但是你的先天能量启动了，它是明明确确存在的。中丹田和下丹田是同样的道理。中丹田的具体位置就是在两乳之间的檀中穴。这个区域到心窝子，胃的上面剑突，我们老百姓称作心窝子这个区域，这个区域的中心点。

你在体内设一个点，也跟下丹田一样，在那个体内设一个点，就是中丹田的位置。刻石呼吸法它的立体位置就是在你体内设到这个点上，就叫做中丹田，不是在表皮。这就是给大家指出的中丹田的位置，位置就在那里，模型上也很难指出来。因为它是一个空虚的窍门。

问：刻石呼吸时呼吸急促，是什么原因？

答：呼吸急促是你的胸压过高，你的呼吸系统不顺畅，有潜在的问题，就叫做有隐患，形成了呼吸的不顺畅，但是你用心缓慢的，柔和的，去慢慢调整，会逐步改善呼吸不顺畅的问题。那个问题就得到了解决，你将来的一场疾病可能就消失，就是《黄帝内经》上讲的，治未病的效果和目的就达到了。

问：刻石呼吸法从额头到喉咙这一段，路线应如何走？

答：这里是一个虚态的结构，不要在形态上想得太多，只是吸气的时候，把呼气的起点放在了额头，把呼气的终点就观想到它那一条线路，直接从额头通到了喉头。这个方法不是应用得很多，只是你头部懵懂，头部有问题的时候，才应用的。

大部分刻石呼吸法只用两个地方，一个是从喉头到喉管这三寸处，这是通用的方法。第二个是从心窝子的檀中穴到胃的上面，这一段三寸处，是做的方法。所以从喉头到喉管，这是任脉的起点，去打通任脉的方法。这个心窝子檀中穴这一段属于任脉的中间段落，这两个部位是最安全、最可推广、最普及的刻石呼吸方法，不管男女，不管老少，不管你民族的种类，都可以做，入手处，你在这两处做出息时的刻石呼吸法，人人皆宜，没有任何副作用。

问：西方的冥想和我们东方的站桩打坐有什么相同和不同的地方吗？老师讲了很多观想的具体方法，但有没有相通之处？

答：这个西方的冥想和东方的观想是同样的，那个名词不同。叫冥想或叫观想是名词不同，其实内涵是一样的，但是它又有质的区别。我们东方的观想是依着中医的基础，顺着任督二脉、十二经络有一个体系性的理论基础为指导，而西方的冥想没有这个完整的虚态结构，生命的虚态结构的体系理论，这就是它的质的区别。我们中国人有中医这个完整的人体内的生命的虚态结构理论叫经络理论，为支撑，有一个有力的理论基础。这就是东方与西方、观想和冥想最大的区别，我们东方对生命的虚态结构，从阴阳五行到十二经络，到穴位，这些都是虚态的结构，是很完整的理论体系，用现代语言讲非常科学，非常落地，是千千万万人，一代人又一代人验证了的东西，大家都共同认同有这样一套虚态的生命结构。在我们形态之内，有一套有规律的虚态的生命结构，这是东方医学的特点和特色。

问：老师讲了很多观想的具体方法，但有没有相通之处？观想的本质或道理是什么？观想的具体方法讲了好多，有没有相通的？

答：有一个最终的相通，都是为了把你的心落在我们生理结构的某一个点上，让你的心回归，就是《黄帝内经》上讲的，形神俱在，精神内守。所以我们读了《黄帝内经》，形神怎样俱在？精神怎样内守？这就是观想设一个点，让你的心有一个落地的地方，这就是观想相通的地方。我们的人由两部分组成的，第一部分是硬件的部分，就像现在的电子仪器一样，是形态部分，属于肉体。第二部分生命，属于生命的软件部分，属于心灵，所以心灵跟肉体的最佳结合在一起，才是一个健康的人，才能成为一个完整的人。在中间他有一个沟通的非物质的物质，就是呼吸。心灵与生理结合起来，再加上呼吸，我们才能成为一个活生生的人，对不对？这三个基本的元素，能恰到好处地结合在一起，我们才能经营好自己的身体健康、心理健康，这两个健康的目标才能实现。倘若说，你说你想得再好，身体就健康不起来，你是一个很好的人、善良的人你照样生病，对不对？那不是说，你心里光想善良，你的身体就可以健康，那是不科学的。心灵可以主宰肉体的时候，两个结合起来，再加上呼吸，就是《黄帝内经》第三章讲到了"抟精神、服天气、通神明"，你才能实现，否则没有这样一个落地的方法，我们的身心大部分人是分家的。

我经常有个感悟，说我们的大部分人都是肉体机械人，思维在哪里？自己都搞不清，对不对？只有把心拉回来，首先找一个落脚点，逐步心身合一。心身越合一，连接得越好，粘合越好，你越能健康，你越能活到内在来，你能量在外在消耗得越少，你就能活得越健康。我们的心灵在外面放电，我们的生理在自动化地加工能量，加工的能量入不敷出，没有心灵消耗那么快，所以我们就获得了不健康，只有心身两个合一，你才能经营好你的健康，经营好你的生命，对不对？如果我们大部分人心灵在耗电，在外边大量耗电，生理是一部全自动化能量的加工系统，它这个系统是有限公司，不是无限公司。但是有限的加工量，而你呢，用无限的思维在外面大量的消耗耗电，供不应求啊，所以倒下去了，所以就身体不健康，还不知道原因所在，入不敷出。只有把心灵扯回来，跟身体这个加工厂合为一体、协调工作，才能平衡使用。你的收入和支出才能平衡使用，用多少你自己能感受到，消耗多了赶快回来加工，否则消耗过量了，就像电池充电一样，就亏了，亏了以后再要充电，那是负数上起步了，那个电很难充起来，是不是？这就是观想的本质和道理。

初步的观想，也叫借假修真，找一个基点，让自己的心回来，久而久之，心就真正和身体合在一起，时时刻刻合在一起，永远不分离，并不是说合在一起就闭着眼睛不做事，而是在做事的时候还合在一起，这才是本领，这才是一个完整的人。不是你闭着眼睛合在一起，那是本领，但是一个专业训练的过程，为了你睁着眼睛在做事中，还是身心合一，那这是身心合一的最终目的，最终目的就是这个。

问：能否从阴阳角度进一步解释一下身体阴阳是如何相互制约平衡的？

答：阴阳，在中医上似乎是一个虚无缥缈的东西。但是，你的内修的功夫上去了，有内观能力的时候，阴阳明明确确地摆在你面前。你观得清清楚楚，不是看，而是观。阴的就是黑的，黑气，阳的就是阳气，就是白色的气体。

我们健康人是看不到白色气体的，能看到黑色气体都了不起。就证明你有白色气体的对比，你才能看到黑。普通人你看体内，是一个黑桶，阴的多，阳的少，修炼人有光化系统启动以后，逐步会增加你的阳气，会对比出阴气，黑的。你能看在阴阳互相转化过程中的阴气像黑烟一样不断地走，转化了。净化留下来的渣滓，就像烟一样冒出去了，走出体外了。所以你的阳性能量，正能量越来越充足，你的精气神越来越好。这是对启动光化系统的人的认知，普通人不懂阴阳，在你心目中是一个概念。但是对有内观能力的人，它是真实的生命现象。确实就是，阴气就是黑的，阳气就是白的，就像阴阳图一样。

阴阳图只是给你规划的一半阳，一半阴，很平衡的状态，这个时候你就是健康人。真正的健康人一半一半，这半黑这半白，有一半白一半黑，就是灰灰的颜色，那你就是一个真正的健康人。不健康的人，内观的人看到的那一片有病，那一片就乌黑乌黑，特别黑。你拿手一触摸他呢，他疼得狠，那阴气过重，这就是阴阳在人体上真实的现象。

阴阳的真实现象，可以内观到的，所以古人才定出了阴阳这个概念，它不是虚无缥缈的，它是物质以外的物质，我经常给它定名"非物质"。物质之外的物质，它是气态的物质，不是不存在的，确实存在。是气态的物质，但是物质成分不一样，黑白分明，这是生命的原材料。那《黄帝内经》上讲的真人啊，那必须转成黑的越来越少，白的越来越多，那才能步入真人的，能领到真人的毕业证、文凭。你全是乌黑，你拿什么领真人的文凭？不可能的。那是拿物质条件做基础衡量的，不是你考考题的问题。拿生理的物质来认证的，那不是你考一个题你答会哩，你就可以拿这个真人的文凭，拿圣人的文凭，是不可以的，那有物质的印证，质变，物质的转变。

在《黄帝内经》上有真人、至人、圣人、贤人，都是讲的按生理物质的转变程度来界定的，拿这个来界定你是哪一种人。除了这四种人都叫凡人，我们老百姓就称作凡人。这就是身体阴阳如何平衡，平衡就是你启动你的气化系统，你看你能不能主宰你的气化系统，就叫提携天地，把握阴阳。你不能主宰你的气化系统，那你就只能是个凡人。《黄帝内经》讲的提携天地，我前面讲过了，他不是讲外在的天地，是讲内经。内经，指内在的天地的能量转化。我们的体内是一个上下对流、左右对流、前后对流的活性的流动系统，就是气化系统，你不能对流了，你就生病了，你就生病了。把所有的病名用这一个问题就给你解决了，解释清楚了。

问：具体有哪些修炼身体呼吸的方法，从何入手？每日如何安排？还有，对于多发性骨髓瘤患者，他可以如何练习帮助自己呢？

答：先回答你第一个问题，你没有参加《天真的奥秘》的课程，我告诉你，那么人体的呼吸分为三大类，我们最实用的是三大类，第一个人人皆知的呼吸是鼻息；第二个叫脐息，脐息不是指的肚脐，指的是以肚脐为中心的这一片儿，这后面就是人的下丹田；第三种主要的呼吸叫全息，大家都听过全息论这个名词儿，真正的全息就是全身的毛孔，无处不呼吸，跟植物的叶子一样。我们最大的呼吸系统和代谢系统就是毛孔，只要有皮肤的地方，都有毛孔。这个全息是最高级的人体生命体的呼吸方法，但是我们生下来它是一个自动化系统，由它进由它出，你无法操控它，但是只要你想把握生命，你想做你生命的主人，你就必须把握全息。不光是毛孔呼吸，甚至是器官呼吸，我前面的课程讲过了，器官都可以呼吸，你叫哪个器官呼吸，都能做到，你叫你身体的哪一个部位呼吸，都能做到。毛孔呼吸是全息法入门手段，所以全息法是健康的核心问题，是在这三息法里面最重要的环节。鼻息、全息都是为协助脐息，究竟的脐息起作用，那为什么要协助脐息呢？因为脐息，肚脐后面是丹田，先天之气的库房，根据地在那里，通过鼻息和全息不断加工能量，与宇宙空间的能量，空气中的能量对接加工，能补充我们，充分补充我们食物吸收的能量的不足，所以，这些后天能量足了，才能激活先天的丹田，与先天的丹田才能交汇，后天之气和先天之气交汇，你才有光化的能力的起步、入门。如果你的后天之气不足，你根本激活不了先天之气，先天之气永远是静止的。先天之气用电池的比喻来说，它是直流电，单相电，就像电池一样充饱了。妈妈生来你就带那一电瓶电，把那个耗完了，你生命就走到头了。但是你主宰了这几种呼吸方法，就能变为交流电，就直接跟宇宙空间的天地精神相往来。

你的全息法没有启动，你永远是直流电。全息法启动了，你就能变为交流电，给你的光化能力打好了坚实的基础，这是生理深层的生命科学内容。我们的本能就有这个能力，但人生来没有去主宰它，由它生，由它灭，但你懂得了这个原理。不管你是黑种人，白种人，黄种人，都有这个能力主宰呼吸。我们绝大多数活着的人没有人对呼吸负过责任，都是由它生由它灭。如果你用心去主宰它，你的健康，你的寿命，甚至以你为基点的一切，你都可以可控性。你不能把握呼吸，你一切，以你为基点的生命的一切，周围环境，你都没有可控性。呼吸对生命就这么重要，所以我说人体，一个肉体一个心灵一个呼吸，这三者缺一不可，有这三者才组合成了一个活生生的人。这三个基本的元素，能巧妙地操控、使用，那你的生命就可以做主，你可以做主，你可以比别人多活几十年，这是《黄帝内经》上讲到的，神形俱在啊，精神内守啊。提携天地，把握阴阳，呼吸精气，独立守神，这些都是课题。传精神、服天气、通神明，这《黄帝内经》课本上讲得清清楚楚，所以《黄帝内经》，叫我说就是真正的一本古代的生命科学课本。回到人的原点上，一个做人的生命科学的课本，这是让你生命回归本位的课本，方法理论全有，但是没有人问过这些问题。现在的后代人，只停留在名词上，没有人去提出这个学问，学的时候不去问，不会问，就忽视了古生命科学，还有人说它不科学，反倒说它是迷信，这是物质的变化过程，转化过程，也是唯物，也是唯物论，它确是存在的，还是人可操控的，真实的生命的演化过程。

你如果在现场学习更好，不在现场学习，那你就琢磨三息法之间的作用和平衡过程，什么时候用鼻息，什么时候用脐息，什么时候启动全息。我只能用语言给你表述到这儿，你听了还是道听途说，我们这个课堂叫做体验式学习，必须有体验的课程。说体验课程，你要跟我面对面哩，你没有那样的体验，我就教你认得，这个对了，那个没对。这个是用语言无法表述的，语言在纸上面是很苍白无力的，如果你灵性很高，我一说你就明白，就能做到，那你是就了不起的人。这就是走入《黄帝内经》，走入天真，做一个真人的途径与方法，主要在这三息。

再下来回答他这个没有共性的问题：我父亲"多发性骨髓瘤患者，他如何用练习，帮助自己呢？"我有一个最简便的自救方法，刚才讲的三息法，要身体差的人，把这三息法要结合在站桩上。我的站桩和其他站桩完全不同，一定要用心呼吸，配合这三个呼吸，三个呼吸都要用上。有好多起死回生的例子，因为他会用呼吸，用体内的，给跟体外的气的运化过程，会转化我们体内的好多阴阳的互转，不是消灭，而是互相转化，阳气升了，把你阴气转为阳气。所以站桩启动，主宰这三种呼吸，就是支持阳气，转化阴气，这是最好的药物，没有任何副作用，而且成本最低，风险最小，我对患者有这样的建议。所以我治过晚期癌症，给他布置作业，最少每天要站桩四个小时。四个小时起步，一天，哪怕你一次站五分钟，五分钟歇一下都行，那有病的人站不了多长时间，一次站十分钟五分钟都行，但是要勤奋地站，因为你是病人，什么都干不了，职业的进入自救的课程，要采取自救，你要主动站起来，爬起来，进入自救要有信心啊，你连这个信心都没有，那谁都救不了你。你只要有这个信心，有可能你得救了，所以《黄帝内经》的开篇前面这几章，全部告诉你自救的方法，后面才告诉你如何救别人，非常朴素而科学，落地，非常真实。它开篇就给你出这个题，自救的课题，学习自救，这就是《黄帝内经》的实用价值。

问：吸提贴闭和宝瓶气是不是一个东西呢？

答：吸提贴闭和宝瓶气是有区别的，有相似之处，但还是有区别的，宝瓶气是被动的，就是吸满，不停地吸，憋不住了，还要往里使劲儿吸，我听人家说的。我不是练宝瓶气的，告诉你我是宝瓶气的外行，我听过有练过宝瓶气的，吸满，憋不住了，而不是呼气，而是继续往里吸。我是听过他们这样讲，用压力来冲开气脉，我是想象，用最高的气压冲开气脉，宝瓶气据说是这样。我跟练宝瓶气的人有过交流，但我没有体验过宝瓶气，但是我们可以说胎息法，我把它叫内呼吸，相当于宝瓶气，比宝瓶气还宝瓶气，还珍宝。你可以主宰，你可以让它通到哪就通到哪儿，对不对？我们练过这个，所以我经常给病人布置这个作业，古人叫胎息法，我跟他说是内部按摩，能得到健康，五脏六腑都得到按摩了。我们将来跟练宝瓶气的老师接触一下，比较一下，好不好？这个放到以后的课题上。我们都要体验，这是生命的体验。

问：一个人可以在家里辟谷吗？

答：在家里，那个辟谷叫断食，社会上好多辟谷都是断食，而不属于辟谷。辟谷跟服气是连接的一个完整的名词，辟谷必须会服气，我们这几天的同学们都学到了。社会上好多人也辟过谷，我们的同学里边就有好多人辟过谷，也会服气，怎么服气？就是偷气，吃气。我也教给了大家，但是那只是服气的一小部分的小部分，对不对，我们在座的各位今天已经是第六天了，还是第一次参与辟谷的人很多，对不对，我们有饥饿感吗？气足不思食，你体验到了。服气是一个很广泛的名词，包括了三息法，包括了各种的呼吸方法，都是在服。不光是鼻子和嘴可以服气，不能那样狭隘的认识，特别是毛孔的呼吸，那是服气量最大的，服气量最大，看我们这几天的劳动量大不大？我不断地暗暗的给你们加长站桩的时间，不告诉你那干什么，那是在服气，所以你劳动量那么大，反倒不累，越来越精神，眼睛越来越亮了，对不对？辟谷一定要有服气的支持。没有了服气的支持，就很有危险性了，那个责任我不负，告诉你，你在家里也可以做短期的，为了健康短期的断食都可以，但是你没有学会服气，这不是一个最完整的辟谷，那只能叫做断食。还要跟服气配合起来才是真实的辟谷，你就不想吃，不需要吃，吃了是多余的，对不对？吃了还撑，你到一定程度，还得吐出来，体内不接受，那是真正的高级辟谷阶段，自然不能进食，气足不思食。

问：如何改善大脑总是停不下来的问题？

答：问得好，大脑停不下来的问题，大脑停不下来，人是活人，活着的人大脑都停不下来，信不信？你让你大脑停下来，那还是很麻烦的事情，但是要开悟呀，还必须找到，找到大脑停了以后那个空间，这是心灵上的修炼。但是大脑停不下来，你就别管它停不下来，你整天跟那个停不下来打仗，那忙死你了，忙一辈子都忙不完，你找一个正念。看呼吸，对身体有益，对心里也有益，那就叫正念，只看呼吸，不管杂念，它念头，再诱惑你的念头，能发一百万的财的念头你都不跟着它跑。你只看着你的呼吸，这样就是要找到正念上，这是入手的功夫。落到正念，看呼吸，看住你的呼吸，你要深入了，就看着咽喉处出气，你不深入了，就看鼻子上的呼吸，把心定下来，练你的心的定性定力，就可以。

问：凌晨四五点醒来，已经睡不着了，但就是爬不起来，能躺在床上一两个小时胡思乱想也起不来。请问这是怎么回事？

答：你这是头供血不足，脑袋供血不足，低血压都有可能。睡不着觉，有失眠的现象，睡不着觉，你不是精气神足了。我们也有，你看我睡到两点就醒了，那我就是神足了，不需要了。我精神头很足，再二十四小时不睡觉，就睡到两点就醒了，一天到晚看我精神这么好，连水都不需要喝，对不对？他那不是，他那是病态，那就是低血压，或者脑供血不足，头部供血有问题，才会有这个现象。头部供血有问题，也可能跟你的脏腑功能有关系，你要看看你的消化系统，你的脏腑不协调了。这个是要看医生的，我不能在这里空说，要看哪个脏腑不协调了，解决那个脏腑的障碍问题，头部的供血问题。它的根子在脏腑不在头部，表现在头部，但是根子在脏腑的不协调，调解脏腑就改变了头供血的问题。

问：站桩或者打坐，寒湿会侵入体内吗？体内的湿气重了，该怎么办？

答：会的。因为我们在放松状态中，站桩或打坐都是全无防卫的放松状态。在湿气重的地方，你最好不要干这事。因为你最放松最开放的时候，你体内的阳气不足，阴气就进来了。进来了呢，你的加工能力还不行，那你就很难转化它。你最好避开这样的环境，但是在能量高的时候，还需要这样的环境。因为阳，阴阳互改，需要在阴气重的地方去站桩打坐，所以闭关都在山洞里，因为山洞里阴气重。那山洞不能大，大了你养不住那个洞。你的阳气是个体的阳气养不住那，要适合。你看闭关了，那山洞都很小，所以就方丈方丈，最大方方一丈。你的身体的阳气完全能转化它这个空间的阴气。

阴阳互改，还借那个阴气来转化、来提升你的阳气。但是在你初入门，阳气不足，你要看这个气候环境非常重要。它是很科学的一件事情，不要你阳气不足，在那湿气大阴气重的地方做，那你转化不了它。阳气足了才需要那个环境，会提升，更加提升你的阳气。所以它一个阶段，这就叫知时知量，什么时候你要吃多少喝多少，要知道饥饱，就像那个一样。

再一个体内的湿气重该怎么办？体内的湿气重，就是你的内化系统、气化系统不行，把水不能及时地运化成气，对不对？所以胖人大部分都是气不足，血足而气不足。所以就得高血压，血太足气不足，就是运化推动不了，代谢慢得很，在血管的停留时间很长，对不对啊？实际跟这个一样的，实际不管停留在血里边还停留在卫气里边。生命的空间，体内的空间里都存了，存着各种水分很重的气，对不对？不光是营气里边有湿气，连卫气里边都有湿气，对不对？这样大部分都是胖人容易湿气重，就是运化不够气不足，那更应该站桩、补气、练三息法，这是成本最低的。

问：站桩大半年了，最近不想说话了，不想和人交流，只喜欢一个人待着，是否正常？

答：这正常不正常？正常而不正常。说正常是因为你由外在转为内在，是正常的。不正常，是你不能做你的主人。能做你的主人，你想怎么样就能怎么样，对不对？嗯，这才是自在啊。自在是我想跟外界多联系就多联系，不是受那个自然的规律的把我给关住了。长期的内在锻炼会自然精神内守不想多事，那是正常的一面，少管闲事，跟自己在一起。但是你可以自控，那正事来了，那必须面对和承担，这是我的责任。如果该承担的责任都不想完成，逃避责任那就是不正常。

问：肩膀和脖子平时就木，发沉，站桩时尤其如此，因此站桩成了忍受，所以就坚持不下去了，难道说站桩和打坐就是忍耐和坚持吗？

答：哎，说得很苦啊。因为很痛苦啊，也想站桩和打坐，但是受痛苦的煎熬啊，对不对，很煎熬的。但是我告诉你我的经验，我过去站桩的时候连一分钟都站不了，不要说三分钟。一分钟只要手抬起来全身发抖，都支撑不了自己，在那种条件下，我咬着牙，发着抖还要站，实在支撑不了了，我只好坐下来，缓一会儿，喘口气，用自己的头脑命令自己，爬起来，继续站，就是这样一而再再而三，一次比一次站得长，我得到了自救，我获得了新生。我就是这样过来的，我比你差得多，你还只是个脖子肩膀痛的，能忍尽量忍。为什么出现这种现象呢？叫气冲病灶。你的正气呀，冲击邪气的老窝子。邪气那个窝子跟马蜂窝一样，一捅就散，更加难受。

你要认知这个理，你就搞明白了。你就敢承担这痛苦是好的，黎明前的黑暗，把这一个最黑暗的过程忍过去冲过去，你那个将来的未病就好了。

你知道你这个病，将来是什么病呀？心脑血管的问题呀，在颈椎、颈和脖子肩膀上。上边是脑，下边是心，中间堵塞了，不是心上发生问题，就是脑上发生问题，是很可怕的疾病的潜伏期。要活下去，我劝你以我当年的毅力，最好自救，不得已还可以请人救救你，帮帮忙按摩按摩。按摩一下推拿一下，会缓解你的疼痛。让它通畅得更快一点。但主要靠自己，这个很重要。这些病都是心脑血管病的潜伏期。所以我在上午那堂课讲心脑血管病，好多大病的潜伏期最少是 15 年到 20 年，有的还不止呢。有人生来就带着这些病，在后天完全可以转变，这就看你的信心和毅力，韧性。

所以你把脖子上搞软，你看我们这几天每天都要揉脖子搓脖子，脖子是生命线啊。只要这堵上了，都是要命的病。其他都离心和脑比较远。心和脑受到伤害了，那都是要命的病，对不对？所以，只有颈部这一节和头部是最关键的关键，保健的关键。预防疾病，治疗疾病，这是我的观点，所以上午给大家讲了肩膀以上的手法，就是为了你自己对你健康能负起责任来，你能检测出你的健康状态，你能自己受益吗，你都知道了。

将来不光学的是自救，我们这一初级班主题是自救，将来我们还要讲那些救人的方法。出了这个门也学会救人，一定要实习，一定要多动手。你的经验越多，将来在群上把你的经验奉献出来，大家分享，共同学习。主要在头部颈部这一节是最重要，这是生命的头，这是首脑，头为诸阳之首啊。最快最高级的扶阳就是解决头部的供氧问题，对不对？

问：学习用老师的满腹经纶读书法，读一会儿就感到头晕，嘴唇发麻，是不是因为我是气虚体质不适合？

答：那一定读出效果来，他身体有问题啊，气冲击他的这些问题表现出来，怎么办？歇一会儿继续读，那个发麻感，那个电压降低了，继续读，一次比一次，洪亮，带着感情读，那可能跟你的身心都对上号了，就是一味最好的药，不花钱的药。你就用这种读经法，能治好你的病，你想一想，他说的都是，感觉到头晕，嘴唇发麻，你知道那是啥病吗？脑血管神经都有问题了，跟颈椎和胸椎，直接有问题了，对不对啊？说这个时候咧，好好读，可能解决了你将来的问题，减轻或者就消失了，消化了你将来的问题，但是要歇一歇，不能蛮干，歇一歇，继续读，一次比一次加大量。

我过去读经的时候，一天到晚连饭都不吃，因为我会辟谷，从天不亮到山顶上，坐到一个树下边，一下读到天黑，看不见字。

我就那种读法，所以才读出了，发现了满腹经纶读书法的用功方法，才感悟到了，这是感悟到了满腹经纶读书法跟我们的生命，跟我们的智慧的关系。它不光能获得健康，而且能开发你的智慧，我在满腹经纶读书法读出的各种状态，就不重复了。

不是你的体质虚弱，这个方法正是适合你，更加需要这样读，不过要把握那个度，是继续坚持就会适应还是要到气虚体质改善后才能练习，总之，继续坚持就会改善，继续坚持就是改善的过程。

问：站桩时从脚往腿剧烈的抖动，请问老师此时需把心放在呼吸上，还是任由自己关注腿部的动？

答：这个是人体本能系统的启动，这个时候你都顾不上呼吸了，那个动的力量太大了，你也顾不上呼吸，所以这个时候，把心定住，安心特别重要。这个时候就要把频道转换到修心上，定心特别重要。身体的动不能把心搞动，心看着它动，由它动，不要怕。

特别简单的方法，就是躺到床上睡觉，这是最好的方法。躺到床上睡觉，任它动，动够了，它就不动。那个有个好处，你的经脉一下子就打通，一次就打通了，一次完成了经脉的通畅问题。这样的同学是极敏感，经络系统、身体系统特别敏感的人，是很少数人，但是告诉你那是好事，不是坏事。能控制你就站，控制不了就停，再控制不了睡觉，躺到床上睡觉。不要躺到地上睡觉，人以为你神经病。你就躺到床上睡觉，所以通了它就不动了。那是不通，通与不通之间冲的现象，人的本能发动了，不要怕，往往这个时候自己很恐惧，大动起来很恐惧，因为自己没经历过这种感觉，就恐惧，不知道这是怎么回事。没有老师辅导，这样的过来人告诉你，那真恐惧，甚至不敢练了，从此再不敢练了，不敢自救了，就永远不敢自救了。我告诉你那是好事，不是坏事，处理的方法我已经讲过了。

问：吸提贴闭能和乳中穴的吸气同时进行吗？

答：从开始不要揽得太多，只有一个，就练很好，就行了。当你把每一个都掌握得很自如的时候，你愿意跟哪一个结合都可以，但从入门，不要贪多。贪多嚼不烂，一个都没弄好，好不好？一点一滴地学习，一点一滴地体验。

问：站桩时我可以同时刻石和逆腹式吗，这样对吗？

答：还是那个问题，初学者不要揽得太多，一门深入，把那个练熟了，再练下一个，自然会结合在一起。记住最终它都归到这三息法——鼻息、脐息、全息。现在讲了那么多方法，最终都归到这三息法，不管是内的外的，哪里呼吸，脏腑呼，气管呼吸，全息什么呼吸，最终都归到这三息上。

问：刻石呼吸，是观想用刀子刻，还是指是用明点刻的？

答：只是用意念把它送下去啊，或者用感觉，真实的是用感觉把它送了下去，不是叫你观想一个刀子呀，一个刻石头的什么工具啊，那叫妄想。你要动脑子啊，提问题先要过过脑子，自己要对自己先提问题，不要像放炮一样，想啥就放出来啥，把老师累死了，带着十个这样的学生比带一万个学生都难，要过自己的脑子。

问：刻石呼吸是指用毛孔呼吸，还是鼻孔呼吸？

答：用意念呼吸，我跟你说那是用意。自然呼吸用意刻，就是喉头到喉管这一节，精神内守，给你指了个地方，往哪里守？喉头到喉管这一节，吸气观着喉头，呼气从喉管观下去，观下去或者叫觉下去，是最最真实的，把感觉送下去，那当然要配感觉，配上观想的一条光明线，从那画下去，画一道"1"字一样，像粉笔写到黑板"1"个，那一截三寸长"1"字就够了。可以观想，也可以不观想，关键在感觉，关键在觉，练你的觉性啊。注意呀，那里头有个秘密，练你的觉性，在身体上练你的觉性。练你的感觉，你知道吗？最后你自然就会有，就是我上午讲的那个触觉、感觉、灵觉，就这个过程，这三觉都会出现的。

问：内经图里"半升铛内煮山川"是怎么煮的？

答：怎么煮，把水烧开煮。这个煮呀，这是一种形容词，煮是拿什么煮呢？拿火煮，要起火，火是什么？火是心，把关注力放到那儿，就是煮咧，就不是把水倒上跟我们像烧开水一样煮咧。把意放在那里，随着呼吸，把感觉放到那儿，心摆在那里，心是火，对不对？说下面是水，上面是火，水火相济嘛，水火在一起就碰撞了，碰撞出火花。

问：下丹田、中丹田、喉轮的明点，是一个吗？另外，中丹田和喉轮，可以盯住一个明点，然后像下丹田那样，做聚积能量的修炼吗？

答：是一个能量明点，你开始这个明点，只是观想出来的。它是个假东西，不是真实的，只是给你定一个点，让你心收回来，放到一个位置上，能量就不向外释放了，是这个目的。你以为那个明点，这个明点，跟那个明点不一样，都是你心造的。心造的，都一样，想到哪里哪里，你想到手指头，想到脚趾头上，都跟那个一样，一个质量，都是心造出来的，所以不要纠结得那么细，有时该马虎就马虎，这是定心的一个方法。当你真正的能量，真明点练出来，那是自然的，那跟你想不想没关系。你不想它也在那里，你想它在那里，你不想还在那儿，你不想它照样出来，你想，反倒想不出来。一个真实的出现，那是你思想阻挡不了的东西，这就是明点的问题。但是它确实是一种能量的聚积，能量聚积的方法，是自己用心，心放在那里，能量就往那里集结。

问：如何在练习过程中用心？

答：觉哪里，心就在哪里。心的作用是，你把感觉放到哪里，心就在哪里，也就是把心摆在那里。你感觉哪里，就把心摆在哪里，很平和，心不用力，不是使劲往那儿想，不是使劲想，只是把心摆到那里，明明了了摆到那里，哦，就是观想那里，心摆到哪里，就感觉哪里，那就叫观。初期看不见，观本来是表示能看见的，但是你开始看不见，那个觉就是观，它觉得久了，突然那个能量足了，电流足了，灯泡亮了，这真的看见了。真的看见了，也不要稀奇，是你的本能那一部分发动了，启动了。也不要稀奇，也不要炫耀，炫耀了就不好，炫耀了就没有了。这是好多人的传说，平常心对待它，不管在下丹田，中丹田，喉轮，你哪怕搁到空间想一个明点，在天上一个太阳，都一样，都是想象出来的，这叫借假修真。

虽然我讲了好多，但是因时因事因环境你要选择一个适当的方法，不离开身体，心不离身，就行了，不是非要怎么样。所以这个过程都是修心的过程，心与神的结合，也是定心过程，也是修身过程，古人把这个方法叫做性命双修。性是什么？性就是心性，命就是身体，所以古人给它起个名字，叫做性命双修。《黄帝内经》上就叫形神俱在。如何在修炼过程中使用心？就这样使用，把心定到一个点上，定在一个区域，定在那个感觉上，觉上，就是观。

问：俗话说，外练筋骨皮，内练精气神，二者能否同时练？还是不能练筋骨皮，练精气神就够了？

答：这就看你的本领了，比如跑步、走路、睡觉，行走坐卧都可以用体呼吸，我们将来要专业，我上一次学员还带着大家走路，在这边走一圈，绕着湖走一圈，在一边走的过程中叫你觉，身体的呼吸，全是用觉，不用呼吸，就是用感觉，就是觉是什么，觉就是心，就用心，用毛孔呼吸。上一期的学员，我带着在这边走路，练呼吸，跑步也能练，要慢跑，不能快跑，快跑了，就顾不过来，气喘吁吁，心用不到那上面，但是慢跑的过程也能练体呼吸，也能练体呼吸，体呼吸是最方便的一个练法。体呼吸练好了，一个特点，到哪里风水怎么样，你都知道。不要看，别人是看风水，你是觉风水，那觉风水比看风水还真实，它是实实在在，你能感觉到的。比如说给大家介绍一个方法，到谁家里去了，结果你一进门，就想很快把这话说完，扭头就走，主人让你坐下你都不想坐，那这家的风水就不是太好，留不住人的。到某一个商店里，你在那儿，比如说这个主人，售货员会破坏它的风水，他的态度好，会维护他的风水；他态度不好，就破坏它的风水，两句话说蹭了，那就扭头就走，留不住人，对不对？有的地方，人一进来，欣赏这儿，欣赏那儿，他还有一定的空间转来转去，那就是人造出的风水，能留住人，对不对？你会感悟到，有的地方，坐下来，嘴上说，走走走，屁股就是不想抬起来，有过这样的体会没有？只想走，但是心里想走，屁股就是不想抬起来，就是说这个地方很好，养人，这是最简单的方法。

我们这些动作啊，就是练筋骨皮的，对不对？但是在练筋骨皮的同时，还在内炼，精气神还在里边运动哩，跟水浇田一样，站完桩，叫它角角落落，都流动到。那些动作，都属于包括了精气神，但体育运动，不管你精气神，纯练筋骨皮，没这个概念，但你懂了之后，那什么体育运动都能变成练精气神。如果你不认识精气神，也不会操控精气神，不懂这些，那你就只能练筋骨皮，对不对？所以你懂了精气神的规律，跟生命的状态规律的结合，那什么体育锻炼也能变成练精气神，都能把它变过来，只是把心收回来，把感觉加进去，这就是二者可以同时练，还是不可以同时练，都给你把方法讲完了。

问：请问老师的实修课程中，为何用那么长时间站桩？

答：因为站桩对我们身体的改变呀，是最快的一种方法，它补气最快。我们每个人在修练以前都是亏，都是缺，都是以补为主，而站桩是补气最快的。所以古人讲，百练不如一站。那 100 个练法都不如这一站，一动不动站到那，所以这是古人总结的经验，我们体验和验证了它，这多少年一直在验证它的实用性非常强。所以不管你有什么病，你就用我们这种站桩方法，很快会改变，越是身体差的人回去以后啊，建议你多站桩，以站桩为主。你可以不打坐，就是站桩，把身体站过来。

但站桩的核心是用心呼吸。注意用心呼吸，它的核心不是个架势扎到那，而是用心呼吸。

用心呼吸就是在呼吸的同时用身体体验呼吸，用心，就每个呼吸都在体验，觉呼吸就是用心呼吸。心在你身体上表现就是觉，把这个原理搞明白。所以就不是在那儿傻站。社会上好多站桩的方法都是傻站，傻站的质量跟用心呼吸的质量是相差万里的。所以那是等待的，你傻站就是等，等那气来了，等待那气启动了。有人站了好多年，连啥感觉都没。但是你用心呼吸的时候，很快会找到气感，会启动起来。特别体质差的人，一定要启动内气，内部精气的启动。启动了，你就得到了重生，这是我的体验。

问：更年期妇女如何保健？

答：更年期的"更"是变化、变更的意思。你体内悄悄地在更变，生理系统在悄悄地更变。女同志的月经。在改道而行啊。改道而行，在前十年，已经在体内悄悄地发生了这种改变的工程。改变工程在无声无息中，在你体内改变。所以就带来了情智的异常，这属于生理上的问题。再加上这个年龄段的女性，家庭、感情、子女、工作、生理、心理，都负担非常大的压力。要面对，所以一切都在更变，你的周围的一切都在悄悄地更变，所以你的性格，你的身体会发生不一样的现象。光性格上发生变化，别人不理解，特别是男同志就不理解。男同志不理解，以为这人性格变坏，其实是她生理影响到心理。所以，男同志这时候就要包容。因为她要靠发脾气发泄她体内的压抑，男同志这时候只能讲情，不能讲理。在这个阶段讲理永远讲不清，而且会把家庭搞破裂。而女性呢，你也要清楚地醒悟到你的生理和心理的关系。自己要明白了这些道理，你就容易克制，容易放得下，看得破。如果你不明白这个道理，就是由性格去发泄，对周围人是个很大的伤害，而你不知不觉，这从性格上来讲。

　　从生理上来讲，有的人这时候生理就很复杂，这样的问题，那样的问题都来了。但是，去到医院检查，查不出一个正经的问题。这个时候就是这种状态，就叫更年期。这个时候，在情绪上也要自我控制，自我调整很重要，特别是情绪上的自我调整。你自我调整得越好、越放松，对你体内的更变，障碍越小，变化越快，转变越快。你如果脾气越大，那个更变就越慢。性格会给体内气血的流动带来障碍。那就更变得越慢，延续的时间就比较长。所以这是性格跟生理的关系，保养的关系。

　　这个在生理上、健康上怎么去调整呢？如果你参加了自救课程，就通过各种呼吸，好多种呼吸方法去调整，去调节，那么有的人更年期，都不会有明显的表现，就过去了。因为，我们有好多针对女性例假、月经的问题的处理的方法，可能你感觉不到，它已经更变了，就解决了，因为我们主动的就参与了它，但社会的女性的就没有主动的能力，只能靠生理、自然的更变，所以就会影响很大。

　　这一个，就是刚才我们给大家示范了的，腹部的艾灸与按摩结合起来。这样对更年期的妇女非常有效。一个艾灸给你补阳气，因为到这个阶段，你的身体消耗的阳气，阳气消耗得走下坡路的时候，阳气不足，艾灸腹部可以提升你的阳气，给你阳气进行补充，再加上腹部结块的按摩，加强代谢系统的代谢。这是从内外心理到生理方面的帮助。心理和生理方面的帮助，更年期很快就会超越。如果你有了我们前面讲过的斩赤龙、回血息很多方法的参与，那可能更年期你都看不到，别人发现不了，你的更年期早就更变了，因为你应用自身自救的方法主宰了它。但是大部分的女性，没有学这个方法，不能主宰，只能任其发展，只能靠别人，被人救，叫被救。我们自救的方法你没有学到，那只能靠被救，那只能靠自身去调节调整，这是更年期的保健。

更年期的这个阶段女性健康问题非常重要。在更变时期，你合理处理更变了，过了，那这后半生就日子很好过了。如果在更年期迟迟没有解决这个问题，你的后半生会带来很多各种问题：感性的问题、健康问题、跟社会、跟家庭的关系的问题，都在这个阶段容易爆发，延伸到你的后半生去。所以在更年期这个阶段，对女性来说，非常重要，它关系你后半生的生活、生存、幸福问题。

问：刻石呼吸法，将胸口通了以后，还会堵上吗？还会再生气吗？

答：胸口通，一个任脉通和中脉的通，任脉的通，你再不继续修炼，它还会堵上。所以修炼功夫啊，是一辈子的事儿，是一辈子随着你生命的延伸，是一辈子的功夫。不是你今天做了，明天就可以不做了，除非你全身的经络系统都通畅了，而且自动运化起来。你感受得了了分明，那就到无为法了，那就不需要你怎么样了，偶尔照顾一下就行了。我们开始就是有为法，在启动无为法。所以这个功夫一直在做，我们的生命，我们的健康，我们要时时在经营。

我有一个感悟：经营好自己，是人生最大的成就。而且这样经营，不光是经营心理，人都以为把心理经营好就够了，不是的。我们还要经营好身体，我们的肉体。我们的肉体都很神秘啊，你不了解它，它就很神秘啊。你要看我们的形体是自己的，没有几个人对自己的形体知道。特别是普通人，没有学医学的。什么脏腑，脏器官在哪儿长都不知道。大部分人糊里糊涂地过一辈子，对自己不了解。所以一个心理，一个生理，你了解吃透了，你才能叫做一个完整的人，能主宰你的人。

所以《黄帝内经》是一本做人的经典。回归到人的经典，他明确地告诉了你的方法，和归宿点在哪里。所以，刻石呼吸，我们只开始，只是任脉的通畅，到中脉打通了，那可能就不会堵上了。因为体内进入无为法了。你的感性系统，十二经络统统通畅，它自动圆满地运转了，那就不堵。那就是我们前面讲过的，心窝子这里的心脉打开了，性格都变了，肉体和形体都变了，连性格都变了。性格都改变了，你的胸怀就特别大，心量特别大，不会为小事去斤斤计较。

所以，这个胸口对女性特别重要。因为，女性大部分胸口这块都是堵的。所以对女性至关重要，健康与心理都非常重要。这儿打开了，心理也打开了，健康也打开了，健康的门也打开了，心理的门也打开了。

问：自己练站桩什么时间好？如果冬天天没亮，就早起站桩。合适吗？

答：自己练站桩，按宇宙的规律，日出前后是最好的，是少阳之气，升发之气，是每天的春天一样，在这个时间对接是最好的。但是我们每个人要根据自己的工作，自己的身体的需求，去决定时间。你工作忙，就要在工作前更早一点。在工作上班前，你就要把这个任务完成了。

我经常说，利用好生命的空闲就够了。你生命的空闲利用上就够了，就能活得健康，就能活得幸福。但是不健康的人，就不是简单的早晨站一会儿，时间越长越好。有空就站，没有什么时间观念，有空就站，越多越好，多多益善，你的健康越来越好。

如果在冬天，天没有亮，就早起站桩，合适吗？为了健康，在人体的冬天就是收藏，就是内在。因为冬天的核心，就是收藏。春生、夏长、秋收、冬藏，什么时候都可以冬藏。我们大部分人是亏欠，阳气亏欠。不要拘泥于时间这个观念，那是对宇宙的大的概念。对我们个体，要把春夏秋冬落实到生理上去。我们生理也有春夏秋冬，后面为阳，前面为阴，毛孔都是收敛的，都是秋收的地方，对不对啊？后面的阳气就是夏天，内在就是冬天。四季啊，在人体的上下、内外、前后、左右，都要有四季，不要拘泥于时间的四季，季节的四季。

中国文化的比喻性很强。以象取义，这个内容非常深刻。所以要注意冬天，我在冬天过去怎么站？永远没有在室内站过，再寒冷，冬天都在室外站。起来非常寒冷，先跑步，先预热，预热以后再站桩，从来没有在室内站过。因为我的生活条件，有室外站的条件。那城市的人，室外站的条件没有农村人那么充足，你就要适当的室内站也可以。但是，室外站的效果比室内要高级得多。你跟宇宙能量的交换啊，很直接。所以在武术界啊，健康上这样讲的，冬练三九，夏练三伏。夏天是练三伏天，冬天是三九天。越冷越要练，越艰苦的时候，越练你的意志、练你的身体跟宇宙的适应性。

我几十年都是四点半起床，去站桩。而现在这个生理的规律就这样，有时候两点左右就醒了。我们会了自救的人，那就没有失眠这一说，睡不着觉就看呼吸。累了，继续睡觉，生命永远不会浪费，所以这一辈子有充足的时间经营自己，把心收回来经营自己。